AF298434

# GUIDE PRATIQUE

DE LA

# FEMME ENCEINTE

## LA DÉFENSE DE LA SANTÉ

Pour lutter contre les maladies des poumons, par le Dr P. Aubert. 1902, 1 vol. in 16, cart.............................................. 1 fr. 50
Pour lutter contre les maladies de l'estomac, par le Dr P. Aubert. 1902, 1 vol. in-16, cart............................................. 1 fr. 50
Guide pratique de la femme enceinte, par le Dr A. Dumas (de Lédignan). 1901, 1 vol. in-16 cart...................................... 1 fr. 50
Le carnet du tuberculeux pour se défendre contre la tuberculose pulmonaire, ce qu'il faut faire, ce qu'il ne faut pas faire, par le Dr Léon, préface par P. Brouardel. Chauvain. 1901, 1 vol. in-16, cart................................................................. 1 fr. 50

Les Auto-intoxications de la Grossesse, par le Dr Bouffe de Saint-Blaise. 1899. 1 vol. in-16, de 94 pages, cart............. 1 fr. 50
Hygiène de la Grossesse, par le Dr Ad. Olivier, 1891, 1 vol. in-18 3 fr. 50
Hygiène de la jeune Fille, par le Dr Coriveaud. 1 vol. in-16. 3 fr. 50
Hygiène de l'âge de retour, par le Dr Castan. 1901. 1 vol. in-18. 3 fr. 50
La Femme et la Génération, par Gensse, 1893, 1 vol. in-16.... 2 fr.
La Femme stérile, par le Dr Dechaux. 1 vol. in-16. ............ 2 fr.
Hygiène de la jeune Mère et du Nouveau-né, par le Dr Binet. 1894, 1 vol. in-18 de 144 pages........................................ 2 fr.
Hygiène de la première Enfance, par le Dr Bouchut. 8e édition. 1 vol. in-18 de 460 pages, avec 53 fig.................... 3 fr. 50
La Santé des Enfants, par Coriveaud, 1890, 1 vol. in-16.... 3 fr. 50
Les Maladies de la première Enfance, par le Dr E. Jacquemet. 1892, 1 vol. in-16 de 175 pages...................................... 2 fr.
Les Maladies de l'Enfance, traitement homœopathique, par le Dr M. Jousset. 1 vol. in-16 de 443 pages....................... 3 fr. 50
Formulaire d'Hygiène infantile, par le Dr H. Gillet. 1898. 2 vol. in-18 de 300 pages, avec 74 fig., cart. chaque.................. 3 fr.
Précis d'hygiène de la première Enfance, par le Dr Rouvier. Préface du Dr Budin. 1 vol. in-18 de 500 p., avec fig., cart........... 4 fr.
Conseils aux Mères sur la manière d'élever les enfants nouveau-nés, par le Dr Donné. 8e édition. 1894. 1 vol. in-16, cart......... 4 fr.
La première Enfance, par le Dr Périer. 1897, 1 vol. in-16.... 2 fr.
L'Art de soigner les Enfants malades, par le Dr Périer. 1891, 1 vol. in-16............................................................. 2 fr.
La Médecine maternelle, soins à donner aux enfants malades, par le Dr Binet. 1897 1 vol. in-16 de 140 pages................. 2 fr.
Dictionnaire de Médecine domestique, comprenant la médecine usuelle, l'hygiène journalière, la pharmacie domestique, par le Dr Paul Bonami, 1896, 1 vol. gr. in-8 de 950 pages à deux colonnes, avec 702 figures. Broché, 16 fr. — Cartonné.................... 18 fr.
Nouvelle Médecine des familles, à la ville et à la campagne. Remèdes sous la main, premiers soins avant l'arrivée du médecin, art de soigner les malades, par le Dr A. de Saint-Vincent. 13e édition, 1900, 1 vol. in-18 de 456 p., avec 142 fig., cart.................. 4 fr.
Hygiène des Gens du monde, par le Dr A. Donné. 1 vol. in-16. 3 fr. 50
Hygiène des Familles, par le Dr Coriveaud. 1898, 1 vol. in-16. 3 fr. 50
Le Lendemain du mariage par Coriveaud, 1898, 1 vol. in-16. 3 fr. 50

# Guide pratique

## de la

# Femme enceinte

PAR

**Le Dr A. DUMAS, de Lédignan.**

CORRESPONDANT DE LA SOCIÉTÉ OBSTÉTRICALE ET GYNÉCOLOGIQUE DE PARIS
DE LA SOCIÉTÉ DES SCIENCES MÉDICALES DE MONTPELLIER

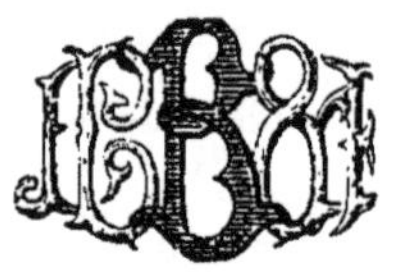

# PARIS

## LIBRAIRIE J.-B. BAILLIÈRE ET FILS

19, rue Hautefeuille, près du boulevard Saint-Germain

—

1902

Tous droits réservés

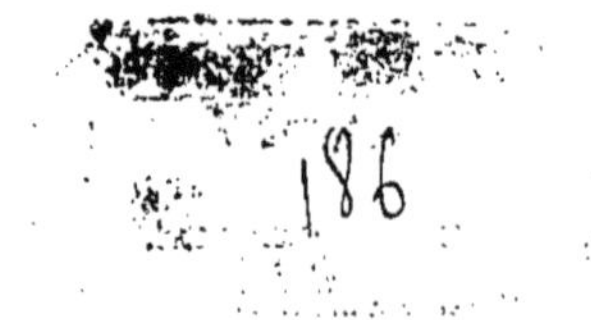

# PRÉFACE

L'Hygiène est la science qui apprend à conserver
et à améliorer la santé, ce bien si précieux que Mon-
taigne appelait le plus beau présent « que la Nature
nous sache faire ». L'ensemble des préceptes qui conviennent à tout le monde constitue l'hygiène générale,
tronc commun d'où se détachent de nombreuses bran-
ches; c'est ainsi qu'on distingue : une hygiène pro-
fessionnelle, une hygiène militaire, une hygiène na-
vale, une hygiène scolaire, une hygiène de l'enfance,
une hygiène de la femme enceinte, etc. Et comme les
conditions matérielles de la vie ont la plus grande
influence sur les dispositions morales de l'homme, on
comprend que Jean-Jacques Rousseau ait pu dire :
« L'Hygiène est plus qu'une science, c'est une vertu. »

Loin de moi l'intention d'écrire, sous prétexte

d'hygiène, un petit traité de médecine à l'usage de la femme enceinte; on sait ce que valent ces *guides de la santé*; ils ne peuvent rendre quelques services que quand le médecin a été appelé et a déjà fait le diagnostic de la maladie, et on se demande qui ne préférera, alors, les conseils de ce médecin à ceux d'un auteur qui a écrit pour tout le monde et sans viser par conséquent le *cas* de personne.

La pensée d'évincer votre médecin m'est donc tout à fait étrangère; j'espère même qu'après avoir lu ce livre vous le ferez appeler plus souvent que vous ne le faites.

Et pourtant, en vous enseignant à conserver, à améliorer votre santé, je serai souvent amené à vous signaler les légères indispositions qui pourraient la compromettre, et à vous indiquer les moyens de les combattre. Sera-ce sortir de mon domaine? Je ne les pense pas, mais j'avoue que l'affirmative pourrait se soutenir, tant sont incertaines, imprécises, les limites qui séparent la santé de la maladie, et, par consé-quent, l hygiène de la médecine.

Un exemple va me permettre de préciser ma pensée : on sait que la constipation est fréquente au cours
de la grossesse, et que graves sont parfois, pour la
mère et l'enfant, les désordres qu'elle provoque. Eh
bien, puis-je, raisonnablement, vous indiquer les
moyens de la prévenir sans vous enseigner aussi à
la combattre si vous en souffrez déjà? Évidemment
non, et la preuve que je ne prends pas la place de
votre médecin, c'est que vous ne l'auriez pas consulté
pour *si peu de chose*, et que vous vous seriez soignée
vous-même jusqu'à ce que vous vous fussiez rendue
malade, ce qui, le plus souvent, ne tarde guère.

Je voudrais donc, non seulement vous apprendre
à conserver votre santé, mais encore à l'améliorer
quand elle n'est pas parfaite, ce qui est le cas de
presque tout le monde, et de la femme enceinte en
particulier. Chez celle ci, peu de journées se passent
sans quelque trouble, souvent, il est vrai, plus
bruyant que grave; faut-il à chaque instant courir
chez le médecin? Peu de femmes l'oseraient : l'une
craindrait la dépense, l'autre, plus fortunée, crain-

drait le ridicule, et toutes les deux s'exposeraient à laisser un simple malaise entraîner une grave affection.

Voilà pourquoi j'ai pensé que, pour faire tout le bien que j'avais rêvé, il fallait que ce petit livre apprît à la femme enceinte, non seulement à conserver sa santé, mais encore à combattre, dès leur début, les légers troubles qui, en s'aggravant, lui feraient courir les plus grands dangers. Car, plus qu'à toute autre, il lui importe de se bien porter, d'abord dans son propre intérêt, ensuite dans l'intérêt de son enfant. Tout ce qui la préserve, la *fortifie*, l'élève, l'ennoblit, préserve, fortifie, élève, ennoblit le présent ou le devenir de son enfant; de telle sorte qu'à la base de la *puériculture* — art d'élever les enfants, — au physique et au moral, se place l'hygiène de la femme enceinte.

Je ne crois pas être au-dessus de la vérité en fixant à une centaine, au moins, le nombre de femmes ou d'enfants que j'ai vus mourir, parce que les plus simples préceptes de l'hygiène avaient été méconnus ou inappliqués, au cours de la grossesse. Certes, elle est aujourd'hui connue, l'hygiène de la femme enceinte, mais connue seulement des médecins, des hygiénistes, des accoucheurs, et pas du tout de la plupart des intéressées. C'est le spectacle quotidien de tant d'ignorance, causant tant de malheurs, qui m'a décidé à mettre dans les mains de toutes les femmes un guide, un conseiller, j'allais dire un ami, qu'elles pourront consulter à toute heure.

Je me suis efforcé d'être aussi simple, aussi précis, qu'il m'a été possible, sacrifiant toujours l'élégance à la clarté, peu soucieux de plaire, mais très désireux d'être utile.

Malgré la nature du sujet, je crois ne m'être jamais écarté, même dans l'emploi des termes, du respect qui est dû à la femme, et plus encore, si possible, à la femme, qui bientôt sera mère, et, à ce titre, est doublement sacrée. Si, parfois, la nécessité d'être bien compris a semblé m'exposer à blesser la pudeur, qu'on veuille bien me tenir compte des difficultés du sujet, et surtout ne pas confondre la pudeur et la pruderie.

Comme l'art, la science consacre et purifie tout ce qu'elle touche. Si le sujet, le mot semblent encore obscènes au lecteur, eh bien, c'est le lecteur qu'il faut plaindre, car l'obscénité est dans son esprit.

Lédignan.

# GUIDE PRATIQUE

## DE LA

# FEMME ENCEINTE

---

## I. — SIGNES DE LA GROSSESSE

D'abord, Madame, êtes-vous enceinte ? Telle est la question qu'il importe de résoudre. Vous le croyez et avez des raisons pour le croire, je le sais bien, mais on croit si facilement ce que l'on désire et aussi ce que l'on redoute ; d'autres avant vous se sont trompées. Bien plus, des médecins, jeunes encore, et même d'autres qui ne l'étaient plus, ont cru et laissé croire à une grossesse qui n'existait pas, et, chose incroyable, mais dont je connais deux exemples, sont restés une journée, une nuit, auprès d'une hystérique sur le retour qui croyait accoucher, et n'avait que des gaz dans le ventre.

Pour vous éviter cette déception et ce ridicule, voyons ce que vous éprouvez.

Vous êtes bien portante et vous avez été toujours bien réglée ; ce n'est que dans ces derniers temps, voilà bientôt trois mois, que vous n'avez plus vos pertes mensuelles ; c'est là un signe de probabilité d'une grande valeur chez une femme jeune, mariée depuis peu, mais ce n'est pas un signe de certitude.

Votre appétit est capricieux, vos digestions difficiles, vous vomissez parfois, surtout le matin à jeun, ou bien trop de salive emplit votre bouche, vous êtes obligée de crachoter sans cesse.

Vos seins sont plus fermes, plus lourds, plus sensibles aussi, à certains moments, presque douloureux ; l'aréole qui entoure le mamelon est plus colorée, plus apparente, et de petites saillies — on dirait des boutons — apparaissent à sa surface ; par la pression vous en faites jaillir une goutte d'un liquide blanchâtre ; allons, je crois bien que vous êtes enceinte.

Mais continuons notre examen, nous arriverons, peut-être, à une quasi-certitude :

Pressez le mamelon entre le pouce et l'index, si vous voyez sourdre une gouttelette de liquide analogue à de l'eau légèrement blanchie, et que jamais encore vous n'ayez accouché, *vous pouvez être assurée d'être enceinte.* Si la gouttelette vient à manquer, ne désespérez pas encore, appliquez sur le sein une de ces petites ventouses tire-lait, faites le vide en aspirant, et la gouttelette révélatrice apparaîtra bientôt. Il y a plus de dix ans que j'ai appelé sur ce signe l'attention du corps médical (1); il n'a pas, comme certitude, une valeur absolue, mais il ne vous induira pas en erreur une fois sur mille. Chez les femmes qui ont déjà accouché et surtout allaité, la pression du mamelon ou la ventouse tire-lait peuvent faire apparaître une goutte de lait épais et jaunâtre qui n'a aucune signification comme signe de grossesse; mais si le liquide est, comme je viens de le dire, analogue à de l'eau légèrement blanchie, la grossesse est infiniment probable.

(1) Dumas, Du diagnostic de la grossesse (*Gazette hebdomadaire des sciences médicales,* juin 1890).

Ainsi, résumons votre état : mariée il y a huit à dix mois, *vous ne voyez plus rien* depuis bientôt trois mois, et, depuis lors, sans être malade, vous n'êtes plus la même : votre appétit est moins bon, un peu fantasque peut-être, vous avez des nausées, des envies de vomir, vous vomissez parfois; votre sein est plus lourd, plus ferme, les mamelons sont plus sensibles, l'aréole plus colorée, parsemée de petites saillies arrondies d'où la pression chasse un liquide blanchâtre, par la pression du mamelon ou l'application de la ventouse tire-lait vous faites sourdre la fameuse gouttelette révélatrice; allons, vous pouvez vous réjouir, vous pouvez même, si ce n'est déjà fait, confier votre grand secret à vos amies, je suis convaincu que vous êtes enceinte. Encore un mois et demi à deux mois — mi-terme — et vous éprouvez la douce et ineffable sensation que font naître en la mère les premiers mouvements perceptibles de l'être qu'elle a conçu. Un nouvel amour, déjà en germe quand, toute petite fille, vous soigniez si bien et aimiez tant vos poupées, l'amour maternel, maintenant emplit tout votre cœur, fait de vous une nouvelle femme toute de dévouement, d'abnégation, de sacrifice !

Est-ce vrai, ainsi que quelques-uns l'affirment, que l'époux perd déjà tout ce que gagne l'enfant, que l'amour conjugal s'absorbe et disparaît dans l'amour maternel? Oui, peut-être, dans certains cas, dans ces mariages dits de convenance — sans doute par anti-thèse, car trop souvent les époux se conviennent bien peu; — mais, dans les vrais mariages, dans les mariages dits d'amour — sans doute pour qu'il soit bien entendu que ce sentiment n'a rien à voir dans les autres — dans l'union de deux êtres qui s'aiment, forment une seule chair, suivant l'expression du Saint-Livre, je crois plutôt que Lamartine a raison quand il fait dire à l'enfant :

> Vous vous mêlez en moi ; regardez, je suis vous !
> Je suis le doux foyer où votre double flamme
> Sous ses rayons de vie a pu créer une âme !
> Ah ! ce rêve que Dieu pouvait seul inventer,
> Sur la terre l'amour pouvait seul l'apporter (1).

Oui, vous êtes heureuse, oui, vous l'aimez déjà cet être qui sera « lui et vous », et votre époux vous en devient plus cher. A votre amour se joint une immense reconnaissance pour l'immense bonheur qui par lui vous vient de cet enfant. N'est-ce pas que vous le

______
(1) LAMARTINE, *Jocelyn*.

voyez déjà grand et beau, fort et bon? N'est-ce pas que toutes vos aspirations vont vers ce noble but : lui faire une âme saine dans un corps sain? Eh bien, il n'est que temps de vous mettre à l'œuvre, car l'influence du milieu est si puissante qu'on peut dire que son âme et son corps seront ce que vous les ferez. C'est donc autant pour lui que pour vous que j'ai écrit ce livre, pour vous deux que j'ai tracé ces quelques préceptes d'hygiène physique et morale.

Pour plus de clarté, je traiterai, séparément et dans autant de chapitres, ce qui a trait : à votre logement, à votre vêtement, à votre régime alimentaire, à l'hygiène du corps et de l'esprit, et, enfin, à votre travail, à votre exercice ou à vos distractions, suivant votre position de fortune.

Cette division, je me hâte de le reconnaître, est bien artificielle, impossible à légitimer au point de vue scientifique. Je n'ai eu, par exemple, pour séparer le régime alimentaire de l'hygiène du corps, d'autre raison que de faciliter vos recherches, vous éviter pertes de temps et ennuis, et, vous le voyez, cette raison m'a suffi; puisse-t-elle vous suffire aussi.

## II. — LOGEMENT

Les uns se logent comme ils veulent, les autres, hélas! comme ils peuvent; mais la propreté de l'habitation, et de la chambre à coucher en particulier, est, Dieu merci! à la portée du plus grand nombre.

Cette chambre ne doit jamais être humide, elle doit être grande, aérée, éclairée par une fenêtre, au moins, et pourvue d'une cheminée.

Ce n'est pas seulement l'état rhumatismal ou muqueux qu'engendre l'humidité, l'économie tout entière est atteinte, compromise, en quelque sorte empoisonnée. Fuyez donc les maisons neuves, ne consentez, du moins, à y coucher que lorsque toute trace d'humidité aura disparu. Votre santé, votre vie, la santé, la vie de votre enfant y courraient les plus grands dangers. Et il n'y a pas que les maisons neuves qui aient des chambres humides: telle chambre au rez-de-chaussée d'une vieille maison en contre-bas ne vaut certes pas mieux, surtout si elle prend jour, comme c'est fréquent dans les grands centres, sur une de ces *courettes* qui servent à la fois d'égout et de dépôts d'immondices.

Préférez toujours une chambre élevée au moins d'un étage, et, à la ville, à Paris notamment, pour avoir moins de bruit et plus d'air pur, choisissez plutôt une chambre plus élevée encore, surtout si la maison est pourvue d'un ascenseur.

Votre chambre doit être vaste ; n'était la question du chauffage, en hiver, on pourrait dire qu'elle ne saurait jamais l'être trop. Elle serait certainement trop petite, si les côtés mesuraient moins de quatre mètres et la hauteur moins de deux mètres quatre-vingts. Il est mieux qu'elle ait, environ, quatre mètres cinquante de chaque côté et trois mètres de hauteur. Il est presque inutile d'ajouter que si elle est bien aérée, bien ensoleillée tout le jour, il n'y a pas grand inconvénient à ce qu'elle soit un peu plus petite.

La fenêtre n'est pas seulement destinée à éclairer la chambre, elle doit aussi servir à l'aérer ; c'est dire qu'elle doit rester ouverte plusieurs heures par jour. L'oxygène de l'air pourra ainsi arriver dans tous les coins et recoins, et oxyder, brûler toutes les particules de matières putrescibles, terrain où se développent les germes — microbes — de presque toutes les maladies qui affectent l'espèce humaine, et les femmes en couches, en particulier. Mais pour que l'air puisse venir ainsi par son oxygène purifier, assainir votre chambre, il faut, il est indispensable que le soleil soit de la partie : « là où le soleil n'entre jamais, dit un proverbe italien, le médecin entre souvent » Et c'est vrai, très vrai; sans le secours du soleil, l'oxygène de l'air est incapable de détruire certains germes très virulents qui, tassés dans les fissures des murs, les jointures des meubles, les plis des tentures, semblent autant d'ennemis à l'affût, attendant le moment favorable pour se jeter sur vous. Pour continuer la métaphore, je dirai que votre corps représente ici une citadelle dont l'ennemi aura surtout chance de s'emparer le jour où une large brèche sera faite au mur d'enceinte, je veux dire au moment de l'accouchement. Tant que la brèche n'est pas fermée, tant que la cicatrisation de la plaie que laisse l'enfant en se détachant n'est pas complète, votre vie reste en grand péril si votre chambre recèle des germes morbides. Pour détruire cet ennemi, laissez entrer l'air tout le jour et le soleil, au moins, quelques heures; on reproche à celui-ci de ternir l'éclat des meubles et des tentures, de *manger* les couleurs; c'est possible, mais il *mange* aussi les microbes, et ceci doit lui faire pardonner cela.

N'y aurait-il dans votre maison qu'une seule chambre bien aérée, bien éclairée, cette chambre devrait être la vôtre. Car, non seulement il faut de l'air et du soleil pour prévenir des maladies redoutables, mais il en faut encore pour que votre sang, sans cesse vivifié, vous garde saine et robuste, et aille vivifier, à son tour, le sang de votre enfant, seul aliment de tout son organisme en voie de formation. Respirer un air vicié, c'est vous affaiblir d'abord, puis affaiblir, intoxiquer, peu à peu, votre enfant, c'est vous exposer à ne mettre au monde qu'un être souffreteux et chétif dont vos soins et votre tendresse seront impuissants à faire un homme.

Mais j'entends l'objection, il n'y a pas dans la maison que vous habitez une seule chambre visitée par le soleil, et vous ne pouvez pas changer de logement. A l'impossible nul n'est tenu, mais, dans ce cas, une cheminée, toujours utile, devient alors tout à fait

indispensable pour assurer le renouvellement de l'air.
Ne vous couchez jamais, surtout sur les derniers temps
de votre grossesse, sans y brûler quelques brindilles,
une poignée de paille et même du vieux papier, afin
de faire dans le tuyau un vide relatif qui aspirera les
miasmes de votre chambre. Inutile d'ajouter que,
dans la saison froide, il faudra, si vous le pouvez,
employer un combustible un peu plus sérieux, afin
d'en réchauffer l'atmosphère.

Dans le cas où vous ne disposeriez que d'une pièce
sans fenêtre ensoleillée, sans cheminée, surtout si elle
était petite et humide, vous ne devriez pas hésiter à
aller accoucher dans une maternité, et à vous y faire
admettre dès la fin du huitième mois. Oui, je le sais,
quitter votre maison est une mesure grave : que feront-
ils sans vous, tous les chers vôtres habitués à vos soins ?
N'importe, il le faut, et c'est justement parce que votre
santé, votre vie sont si précieuses que je veux que vous
preniez toutes vos précautions contre la maladie et la
mort. Mieux vaut que les vôtres se passent de vos soins,
se sèvrent de vos tendresses pendant quelques semaines, que de vous perdre pour toujours. Soyez bien
convaincue, du reste, que nulle part vous ne pour-

riez être mieux, recevoir des soins plus intelligents.
A toute femme qui ne peut se placer chez elle dans
de bonnes conditions hygiéniques dans les derniers
temps de sa grossesse, le médecin, la sage-femme
doivent conseiller l'hospitalisation, autant dans son
propre intérêt que dans celui de son enfant. Comme
l'a dit, avec raison, un homme d'un grand talent et
d'un grand cœur, le professeur Pinard : « ouvrir aux
nécessiteuses des asiles où elles pourront se repo-
ser pendant les derniers mois de leur grossesse
c'est, non seulement soulager une pauvre malheureuse qui va être mère, mais encore agir dans l'intérêt de l'enfant, lui permettre de naître à terme
et bien portant. »

La chambre de cette femme qui manque de tout
n'est pas beaucoup plus malsaine que la vôtre, Madame, beaucoup trop encombrée : ces grands rideaux
de lit, ces épais rideaux aux fenêtres, ce tapis de parquet et ces tapis de tables, ce canapé, ces fauteuils
bien capitonnés, tout cela a fort bon air, j'en con-
viens, mais tout cela fait de votre chambre une pièce
aussi peu hygiénique que possible. Sans doute, elle ne
manque pas tout à fait d'air, et, malgré les lourds

rideaux qui *obstruent* les fenêtres, quelques rayons de soleil bien tamisés s'y glissent parfois, mais l'air, la lumière ne peuvent traverser l'épaisseur de vos riches tentures, ne pénètrent jamais au fond de leurs plis et replis, excellents refuges où s'accumulent les germes morbides tout aussi bien qu'au fond des lézardes des murailles du pauvre. Faites vite enlever, je vous prie, ce ciel de lit, ces lourds rideaux, remplacez ce tapis par un linoleum facile à nettoyer, ces fauteuils capitonnés par des fauteuils à garniture de peau lisse et tendue, et, mieux encore, par des fauteuils ou sièges de paille.

Je n'ose vous demander de déclouer ces belles tapisseries, de déchirer ce papier peint, et de blanchir les murs au lait de chaux ; ce serait pourtant bien plus sain. Préférez, du moins, à l'étoffe, au papier, une peinture à l'huile qui s'oppose à l'imprégnation des murs par les matières organiques, et qui permet des des lavages fréquents.

Quelle transformation, vous ne reconnaissez plus votre chambre, oui, c'est vrai, l'esthétique y perd, mais l'hygiène y gagne ; maintenant vous respirerez un air pur et sain et accoucherez à l'abri des germes morbides.

C'est dans le même but que je vous engage à proscrire l'emploi du plumeau et du balai, ils ne font guère que déplacer les germes, en saturer l'atmosphère ; bien préférable est le simple chiffon légèrement imprégné d'eau. Et dans cette chambre bien proprement tenue, laissez circulez l'air, laissez entrer le bon soleil qui aura bientôt fait de sécher murs et parquets, et d'oxyder, de brûler les particules organiques que votre chiffon aurait oubliées.

Tels sont, dans leurs grandes lignes, les préceptes applicables à votre chambre à coucher. Inutile d'ajouter qu'elle sera aussi éloignée que possible des cabinets, de l'écurie et de la fosse à purin si vous habitez la campagne.

L'orientation a aussi son importance, mais je ne voudrais pas me montrer trop exigeant : si c'est possible, choisissez-la au levant ou au couchant ; au nord, elle serait trop froide en hiver, au midi, trop chaude en été. Si vous appartenez au groupe de ceux qu'on nomme les heureux de ce monde, ayez deux chambres, sinon pour coucher — on s'attache à sa chambre — du moins pour accoucher : une au nord pour l'été, l'autre au midi pour l'hiver.

## III. — VÊTEMENT

Pendant la saison froide, habillez-vous un peu plus
que vous n'aviez l'habitude de le faire : outre que votre
état vous rend plus sensible aux changements brus-
ques de température, tout refroidissement pourrait
avoir, en ce moment, les conséquences les plus graves. Aussi, je ne saurais trop vous engager, si vous
craignez d'avoir *pris froid*, à faire appeler votre
médecin. Sans parler d'une fluxion de poitrine, d'un
rhumatisme, d'une albuminurie qu'il importe d'arrêter
dès le début, un simple rhume pourrait se traduire
par une toux, parfois très difficile à calmer, et capable,
par ses secousses, d'interrompre le cours de la grossesse.

Même en été, je vous conseille l'usage du pantalon,
car la proéminence du ventre, en éloignant les vêtements de la région génitale et du haut des cuisses, les

laisse exposées à l'air et à toutes les souillures qui s'élèvent du sol.

Tous vos vêtements doivent être amples, protéger votre corps partout sans le gêner nulle part.

Et le *corset*, me direz-vous? Ah! le corset, il mérite bien de nous arrêter un instant, nous ne pouvons exécuter sans phrase un objet de vêtement qui remonte à la plus haute antiquité.

« Homère, cité par M. le docteur Bouchacourt (1), à qui j'emprunte la plupart des détails qui vont suivre, Homère raconte que la déesse Junon, voulant plaire à Jupiter, emprunta à Vénus la *ceinture* qui faisait ressortir les charmes de sa taille. » Une ceinture qui faisait ressortir les charmes de la taille devait ressembler beaucoup au corset actuel.

« A Rome, ces ceintures s'appliquaient directement sur la peau, au-dessous des seins. Mais, dès le début de leur grossesse, femmes grecques et femmes romaines renonçaient à la ceinture; de là, d'après

(1) Bouchacourt, *la Grossesse, étude sur sa durée et sur ses variations.*

Witkowski, l'origine du mot *enceinte*, sans ceinture.

« Au moyen âge, on serrait déjà le corset au point de se rendre malade, si l'on en croit le franciscain Pierre des Gros : « Par détestable vanité, des femmes d'estat maintenant font leurs robes si étroites, par la faux du corps (la taille) qu'à peine peuvent-elles dedans respirer, et souventes fois grant doleur y souffrent, pour faire le gent corps menu. »

Plus tard, sous Louis XIV, M^{me} de Montespan ayant imaginé les robes *ballantes* pour dissimuler ses huit grossesses successives, le corset faillit disparaître. Il revint à la mode, rigide et serré, avec la rigide M^{me} de Maintenon, et, depuis lors, malgré les attaques des philosophes et des médecins, malgré la tempête révolutionnaire qui emporta tous les costumes de l'ancien régime, malgré la ligue féminine des État-Unis, le corset règne en maître, les femmes ne veulent l'abandonner à aucun prix. Soumettons-nous, puisqu'il le faut, et, si nous ne pouvons le vaincre, tâchons au moins de l'assouplir.

Il sera fait d'un tissu souple, rendu rigide seulement en arrière pour fournir un point d'appui à la colonne vertébrale. Il appuiera légèrement sur le haut du ventre, aura des ouvertures latérales qu'on pourra graduer à volonté, et, en haut, laissera aux seins toute leur liberté.

Ainsi confectionné, il cesse d'être dangereux, de nuire au développement du ventre et, par conséquent, de l'enfant, et de prédisposer aux avortements.

Mais il faut bien que vous le sachiez, rigide et trop serré, il fait courir les plus grands dangers à l'enfant, mérite bien tous les reproches que lui ont adressés les accoucheurs de tous les temps.

On lit dans Mauriceau : « ... enfermant ainsi leur ventre dans un moule si étroit, elles empêchent que leurs enfants ne puissent prendre leur libre accroissement dans la matrice, et souvent elles le font venir avant terme. »

Gerdy a cité un cas de mort subite due au corset : Il s'agit d'une jeune actrice de l'Odéon, enceinte de sept à huit mois, qui était obligée de dissimuler sa grossesse : elle se fit sangler si fort, avant d'entrer en scène, qu'elle y succomba ».

D'après Serres, « l'usage du corset n'est pas seulement funeste à celle qui le porte ; si nous n'y prenons garde il atteindra la race. Car cette mode ridicule et meurtrière s'attaque à la source même de la vie, et tend à l'altérer ».

Pour Solowief : « la femme subjuguée par la mode ruine sa santé, et sacrifie, non seulement sa propre personne, mais sa progéniture. »

Je pourrais multiplier ces citations, mais en voilà bien assez, ce me semble, pour que vous soyez convaincue qu'en proscrivant le corset rigide et serré je m'autorise non seulement d'une expérience déjà longue, mais encore de l'opinion de tous les accoucheurs.

La ceinture dite *de grossesse* soutient bien le ventre, soulage ainsi la femme, lui laisse plus d'agilité dans les mouvements ; toutefois, surtout à une première grossesse, vous pouvez vous en dispenser, au moins au début. Plus tard, quand vous consulterez votre médecin pour qu'il puisse juger de la *présentation* et la corriger, s'il y a lieu, il verra s'il doit vous la conseiller, vous l'imposer, c'est lui seul qui doit être juge de la question.

Renoncez aux *jarretières*, elles gênent la circulation ascendante, prédisposent aux varices, aggravent celles que, très souvent, fait naître la grossesse ou que transmet l'hérédité. Remplacez-les par des jarretelles, rubans élastiques pourvus d'une pince à chaque extrémité, l'une se fixe au bas et l'autre au corset ou au jupon.

Que tous vos vêtements, et le linge de corps surtout, soient d'une propreté scrupuleuse. Changez souvent de chemise et de flanelle aussi, si vous la portez déjà, et ne mettez jamais qu'une chemise de lessive et une flanelle ébouillantée et bien savonnée.

Ne vous exposez jamais à l'action directe des rayons solaires, surtout au printemps et en été. Dans vos promenades, dans vos travaux des champs, ayez toujours un chapeau de paille sur la tête ; l'insolation, toujours à craindre, est, en ce moment, plus que jamais à redouter. Même légère, elle provoque une fièvre et des troubles circulatoires qui peuvent entraîner l'avortement.

Ne chaussez que des *souliers* ou des *bottines* lacés ;
les élastiques, quand elles sont neuves, gênent la circulation, et les boutons, étant fixes, ne permettent pas
de moins serrer les pieds. Dans la maison, préférez la
pantoufle sans talon, comme, du reste, toutes vos
chaussures ; elle laisse le pied libre et expose moins
aux glissades.

Le sabot et la galoche sont certes excellentes chaussures contre le froid et l'humidité, et néanmoins je vous
engage à y renoncer, car elles exposent à des chu-
tes qui pourraient avoir les plus graves conséquences.

Ainsi, et pour me résumer : vêtements amples, pour
ne gêner en rien le développement normal du ventre
et des seins, vêtements chauds, en hiver, pour éviter
tout refroidissement.

## IV. — RÉGIME ALIMENTAIRE

Ne changez rien à votre régime pendant la grossesse, disent la plupart des hygiénistes, et ils ont raison s'il est bon, mais, dans le cas contraire, il faut en
changer, si possible.

Même si vos ressources sont minimes, vous devez
vous efforcer de l'améliorer quand il est trop frugal.

La viande de boucherie coûte cher, je le sais ; n'importe, ayez un pot-au-feu ou une côtelette trois ou
quatre fois par semaine, au moins.

Les autres jours des purées végétales, lentilles,
pois, haricots, fèves, des œufs, du fromage, du lait,
du lait surtout qui vous nourrira bien, et préviendra,
peut-être, cette redoutable complication de la grossesse, l'albuminurie gravidique dont nous parlerons
dans un prochain chapitre.

Prenez de la soupe à chaque repas, et, même
quand les aliments sont peu de votre goût, mâchez

avec soin, mangez lentement, n'avalez une bouchée que bien réduite en fine bouillie. Vos digestions seront ainsi rendues plus faciles, et bien peu d'éléments nutritifs échapperont aux houppes absorbantes qui tapissent les entrailles. Car, selon un vieux dicton : « ce n'est pas tout ce qu'on avale, mais seulement ce qu'on digère qui nourrit. »

Comme dessert préférez les fruits aqueux, riches en sucre, mais choisissez-les bien mûrs, et n'usez que de ceux que votre estomac digère bien et sans fatigue. Sans vous défendre le melon, je vous engage à n'en manger que peu à la fois et plutôt au commencement du repas, et d'y renoncer s'il paraît vous purger. Les raisins, les fraises, les framboises, les groseilles peuvent remplacer les pruneaux cuits de l'hiver, comme eux ils combattent la constipation, et sont de plus légèrement diurétiques. On reproche à la fraise de provoquer, chez certains, une éruption d'urticaire, ceux-là doivent s'en abstenir.

Les fruits secs : l'amande, la noix, la noisette, riches en matière grasse, sont d'une digestion difficile ; ils ont, en outre, l'inconvénient d'épaissir la masse alimentaire déjà contenue dans l'estomac, vous ferez bien de vous en priver, surtout au repas du soir.

*<sub>*</sub>*

En mangeant, buvez peu à la fois, mais souvent ; aviez-vous l'habitude du vin étendu d'eau, continuez d'en boire, 1/4 de litre, environ, par jour ; ne preniez-vous, au contraire, que de l'eau, continuez si vous n'éprouvez pas la moindre appétence pour le vin.

*<sub>*</sub>*

Un peu de repos après le repas convient à tout le monde et à vous en particulier, mais le temps est précieux, parfois le travail pressant ; eh, bien, travaillez, s'il le faut, pendant les premiers mois, mais à partir du huitième mois craignez de vous fatiguer, réduisez vos heures de travail, dussiez-vous, pour cela, vous faire hospitaliser de bonne heure.

Surtout, quand vous vous sentez un peu lasse, l'estomac un peu lourd, n'ayez jamais recours à aucune de ces boissons à base d'alcool, la stimulation qu'elle vous donnerait ne serait qu'apparente, bientôt vos digestions se feraient moins bien, vous vous sentiriez faiblir, et, ce qui est plus grave encore, la santé, l'intelligence de votre enfant en seraient gravement atteintes. Préférez une infusion chaude de menthe, de mélisse, de centaurée, de fenouil, de camomille, d'écorce de citron ou d'orange, etc., à votre goût, l'important c'est qu'elle soit chaude, car ce n'est guère que la chaleur qui donne ce petit coup de fouet à l'estomac, active ses contractions, produit cette sensation de bien-être qui, promptement, se répand dans tout le corps. Le café, le thé sont excellents en pareil cas, mais il faut les acheter, tandis que c'est un vrai plaisir de cueillir, dans vos promenades du dimanche, quelques-uns de ces simples que je viens d'énumérer.

Si une alimentation un peu plus substantielle s'impose pendant la grossesse, il ne s'ensuit pas que la suralimentation soit à conseiller.

On se trompe donc, dans le monde, en disant aux jeunes femmes qui bientôt seront mères : « Mangez,

mangez, il vous faut manger pour deux. » Non,
Madame, ne mangez que pour vous, je veux dire
obéissez à votre appétit, en restant plutôt au-dessous,
surtout au repas du soir; c'est un guide sûr, il ne deman-
dera jamais à votre estomac d'absorber plus d'aliments
qu'il n'en faut à votre organisme et à celui de votre
enfant. Seulement, prenez garde, ne confondez pas
l'appétit et la sensualité, il en est beaucoup qui s'y
trompent ou feignent de s'y tromper : telle qui ne
croit manger qu'à sa faim se rend malade par gourmandise.

Méfiez-vous des mets excitants, du gibier faisandé,
des plats doux et de toutes ces sucreries qu'on semble
étaler, avec art, devant vous pour avoir raison de
votre tempérance.

Pas trop de plats non plus; en changer met en
appétit, dit un vieux dicton; oui, on pourrait même
dire excite l'appétit, et l'appétit excité ressemble fort
à la gourmandise. La soupe, deux plats de viande,
un légume, deux desserts, c'est tout ce qu'il vous
faut; n'allez pas au delà. Un peu de vin rouge coupé
d'eau convient parfaitement, si l'estomac le tolère, mais
jamais du vin blanc, il pousse aux urines, finit par

fatiguer, irriter le filtre rénal, cet organe d'épuration qu'il importe tant de ménager. Les eaux minérales, les eaux simplement gazeuses peuvent parfois vous convenir, faciliter les digestions, combattre efficacement les nausées et même les vomissements ; toutefois, n'en abusez pas, renoncez-y dès que vous vous sentirez mieux ; trop longtemps continuées, elles pourraient devenir nuisibles.

Si vous avez l'habitude de prendre du café après déjeuner, vous pouvez continuer, mais le soir remplacez-le par le thé, ou mieux encore ne prenez rien du tout, à moins que votre digestion soit lente et pénible.

Le chocolat au lait, le café au lait, une simple soupe, voilà pour le petit déjeuner du matin ; à goûter, du lait seul ou additionné de thé, et, si l'estomac le demande, du pain grillé, de la brioche à ces deux petits repas, voilà qui complète le régime qui me semble vous convenir et qui vous permettra d'éviter les conséquences de la surcharge alimentaire.

## V. — HYGIÈNE DU CORPS

La propreté absolue du corps et de certaines régions, en particulier, que je vous signalerai tout à
l'heure, s'impose pendant toute la durée de la grossesse et les premières semaines qui suivent l'accouchement.

*<br>**

Rien ne vaut pour cela un *bain général,* une fois
par semaine, pendant les premiers mois, puis deux
fois à partir du 8ᵉ mois. Ce bain sera court, un
quart d'heure suffit, ni chaud, ni froid ; il faut que vous
vous y trouviez bien ; 33-34⁰ centigrades est la température qui convient généralement, mais vous pouvez
l'abaisser ou l'élever d'un degré sans inconvénient.
Pendant le bain, savonnez-vous les seins, l'ombilic,
puis toute la région du bas-ventre en avant et en

arrière. Au sortir du bain, essuyez-vous avec un linge souple légèrement chauffé, habillez-vous un peu plus chaudement, puis reposez-vous quelques minutes et prenez votre petit repas de quatre heures, car, pour que la digestion fût à peu près terminée, ce n'est guère que sur les trois heures et demie que vous avez dû vous mettre au bain. Je l'ai dit ailleurs, c'est le lait qui convient le mieux pour ce luncheon, et c'est surtout après le bain que son action diurétique, *épurative*, est le plus évidente.

Ces bains si sains, si utiles, ne sont pas, je le sais, à la portée de tout le monde. Sans doute l'eau ne coûte rien, et la chauffer ne coûte pas grand'chose, mais il faut une baignoire, un appartement pour la loger; et puis, que de temps, que de fatigue ! Non, ce n'est guère pratique, et elle fera bien de se priver des bons effets du bain, celle qui doit le préparer elle-même. Le mal, après tout, n'est pas bien grand, car on peut remplacer les bains par des lotions sur tout le corps.

Un seau d'eau tiède suffit : faites-en deux parts, une pour savonner les régions dont je viens de parler, l'autre pour lotionner tout le corps, enlever le savon de ces régions. N'usez jamais d'éponges, même quand elles paraissent propres, le microbe se cache dans son tissu, comme le serpent du poète dans l'herbe. La serviette-éponge bien lessivée une première fois, puis ébouillantée après chaque toilette, convient parfaitement; toute pièce de linge peut même en tenir lieu, à la condition d'être propre.

Outre ces bains, ces lotions hebdomadaires, il faut faire, les autres jours, une toilette quotidienne, et préférablement biquotidienne, **dans les quatre** ou cinq dernières semaines, de toute la région, qui, **de l'ombilic** descend jusqu'aux genoux, et remonte en arrière jusqu'au niveau des reins.

Inutile d'employer tous ces antiseptiques plus ou moins odorants et... caustiques; le vulgaire savon vous rendra les mêmes services, c'est le meilleur des antiseptiques, pas un microbe ne lui résiste. Mais appliquez-vous à atteindre le fond de tous les plis, surtout autour des ouvertures naturelles, car c'est par là que l'ennemi s'introduit dans la place;

> *Appuyez, pénétrez;* ne laissez nulle place
> Où la main ne passe et repasse.

L'heure pour procéder à cette toilette importe peu; toutefois je vous engage à préférer l'instant où vous sortez des cabinets d'aisance. C'est le moment où le savonnage a le plus sa raison d'être; commencez-le toujours par la région antérieure, ne passez qu'en dernier lieu à la région que les selles ont laissée souillée.

Les médecins ne sont pas d'accord sur la question des *injections :* les uns les recommandent, les autres les proscrivent. Si vous vous sentez bien de *ce côté*, si vous n'avez pas la moindre perte, abstenez-vous, la toilette au savon des organes externes suffit.

Mais si vous éprouvez quelque vague souffrance, si vous avez quelque perte blanche ou plus ou moins teintée, terminez votre toilette intime par une injection de deux litres d'eau bouillie tiède.

Pour que cette injection reste toujours inoffensive et atteigne pourtant le but que l'on se propose : baigner, laver toutes les parois, tous les plis de la cavité vaginale, il faut user de quelques précautions : le mieux serait de prendre ces injections au lit, le bassin du bidet sous le siège pour recevoir le liquide en retour;

mais, outre que tout le monde n'a pas un bidet, on s'expose à mouiller ses draps, ses couvertures, on met chaque fois son lit en désordre (1). Mieux vaut se servir d'une mauvaise chaise de paille : sur cette chaise, on étend une serviette propre; au-dessous, reposant sur le sol, une cuvette ou plat quelconque pour recevoir le liquide qui irait souiller le parquet. Vous relevez votre chemise, vous vous asseyez sur la chaise recouverte de la serviette, et sur une autre chaise, placée vis-à-vis, vous appuyez les deux pieds. Introduisez alors la canule avec douceur, ne l'enfonçant que de deux travers de doigt au plus, et ouvrez le robinet. Pour que le choc du liquide sur vos organes internes, et sur le col de la matrice en particulier, ne soit pas trop fort, et ne puisse ainsi provoquer des contractions qui pourraient avoir les plus graves conséquences, n'élevez jamais le réservoir que de 0,45 à 0,50 cent. au-dessus du siège. Ces dernières conditions se trouvent réalisées si vous placez votre chaise à côté d'une table, et sur celle ci le réservoir à injections.

Pour éloigner tout danger, il faut aussi avoir le

(1) Quelques maisons de Paris fabriquent des bassins rembourrés de crin et pourvus d'un tube de caoutchouc qui conduit dans un vase, placé sous le lit les liquides qui s'échappent.

plus grand soin de n'employer jamais qu'un appareil à douches vaginales parfaitement désinfecté : flambez le réservoir, en y versant un peu d'alcool que vous enflammerez ensuite, et faites bouillir pendant quelques minutes le tube et la canule.

Ces précautions sont de rigueur, même et surtout quand l'appareil est neuf, car bien rarement, dans ce cas, il est propre, aseptique, suivant l'expression employée. Si vous prenez une injection tous les jours, vous n'avez plus à refaire cette désinfection, il suffit de placer le réservoir à l'abri de la poussière, recouvert d'un linge propre, et de laisser la canule plongée dans une solution de sel de cuisine à 8o gr. par litre d'eau bouillie ; certainement l'appareil restera aseptique.

Dans le cas de perte légère, sans odeur et sans douleur, une seule injection par jour suffit, mais si la perte est abondante, un peu teintée, et s'accompagne d'un peu de douleur et d'une sensation de pesanteur dans le bas-ventre, faites plutôt deux injections par jour.

Il serait plus sage, en ce cas, de consulter votre médecin et de suivre le traitement qu'il jugerait à propos de vous prescrire. Cette mesure serait de toute rigueur si vous aviez déjà eu plusieurs fausses

couches, car votre médecin ne jugerait peut-être pas
sage d'exposer le col de l'utérus à l'excitation des injections. Mais, dans le cas où il vous conseillerait de
les continuer et voudrait les rendre antiseptiques,
demandez-lui s'il ne verrait pas d'inconvénient à
employer la solution de sel de cuisine. Toujours, en
pareil cas, c'est à ce sel que je donne la préférence :
il est très actif, on l'a toujours sous la main et il ne
coûte presque rien. Pour préparer vos deux litres de
solution salée, — c'est la contenance de l'appareil ordi-
naire à douches vaginales, — mettez dans un vase quelconque bien propre un peu plus de deux litres d'eau,
l'ébullition fait perdre un demi-verre d'eau environ, et
120 gr. de sel de cuisine (1) ; laissez bouillir pendant
cinq minutes environ, retirez du feu et ne prenez l'injection que quand le liquide sera tiède.

Quoique je fasse ici de l'hygiène, et, autant que
faire se peut, rien que de l'hygiène, je crois devoir

(1) Ainsi que j'ai pris soin de le dire dans ma brochure : *Usages
externes du sel de cuisine* : la cuillerée à soupe de sel cumulée pèse
30 gr. ; 4 cuillerées pèseront donc 120 gr. Vous pouvez ainsi, au lieu
de peser, mesurer, ce qui prend moins de temps.

vous dire quelques mots d'une affection très fréquente et très pénible, mais nullement dangereuse, le *prurit vulvaire;* peut-être seriez-vous gênée pour en parler vous-même à votre médecin.

Ces démangeaisons des parties génitales font le désespoir de certaines femmes, ne leur laissent de repos ni le jour ni la nuit.

Que de moyens ont été conseillés pour les combattre! C'est vous dire qu'il n'en est pas un seul dont on puisse vous garantir l'efficacité. C'est la règle : quand on vous signale de nombreux remèdes à opposer à une maladie, c'est qu'on n'a bien confiance à aucun. Je vous fais grâce de la longue liste de tous ceux qui *pourraient* vous guérir, mais qui, probablement, resteraient sans effets, pour ne vous conseiller que les deux suivants : le sel de cuisine et l'acide borique, qui m'ont rendu de grands services.

C'est 60 gr. de sel de cuisine (chlorure de sodium) ou 35 gr. d'acide borique que vous devrez faire dissoudre dans un litre d'eau bouillie, et c'est un peu chaudes que vous devrez faire des lotions avec l'une ou l'autre de ces solutions.

Pour les pratiquer aisément et sans fatigue, rien ne

vaut le bidet, mais le moindre bidet coûte de 15 à 20 fr., une forte somme pour certains ménages.

Voici le moyen d'en improviser un presque aussi commode et ne coûtant que quelques centimes, le prix d'un mauvais plat. Prenez une chaise dépaillée, choisissez un plat qui s'enchâsse bien dans le cadre du siège, voilà un excellent bidet. Dans le plat, toujours très propre, versez la solution salée ou boriquée, laissez refroidir jusqu'à 44-45° environ, enjambez la chaise, face au dossier, et faites vos lotions pendant 4 ou 5 minutes. Vous pouvez les répéter, si besoin est, 2, 3, 4 et 5 fois dans les vingt-quatre heures, et employer chaque fois 2 ou 3 litres de solution, si vous trouvez qu'un seul litre se refroidisse trop vite.

*<br>* *

Les *seins*, quand on veut allaiter, *et qui le peut doit le vouloir*, appelleront aussi toute votre attention :

Parlons d'abord de leur volume, car, toutes choses égales d'ailleurs, une bonne nourrice a généralement le sein volumineux. Pour apprécier ce volume, il me serait bien difficile, je l'avoue, de vous donner une mesure, même approximative : Ninon de Lenclos disait « qu'une femme en avait assez quand elle pouvait en remplir la main d'un honnête homme ». Comme la célèbre courtisane n'avait pas en vue l'allaitement, nous ne pouvons adopter sa mesure, nous la voudrions, du reste, un peu plus grande.

Michelet, sans rien préciser, dépeint bien le sein tel que nous le souhaitons, quand il écrit : « Ce globe qui, *gonflé* d'amour et du doux besoin d'allaiter, reproduit dans ses mouvements tous les soupirs du cœur qui est dessous (1). »

Oui, voilà bien le sein qui convient à la jeune mère et qu'il ne dépend que de vous d'acquérir, sauf le cas, assez fréquent, où, pendant trois ou quatre générations, vos ascendantes n'auraient pas allaité, laissant ainsi la fonction disparaître, car l'hérédité est ici toute-puissante.

Essayez toujours, si vous n'arrivez pas à vous donner beaucoup de lait, vous vous donnerez du moins plus de sein, ce qui n'est pas à dédaigner.

Voilà trois ans que j'ai conçu et fait fabriquer, par

______

(1) Michelet, *la Mer*.

la maison Collin, de Paris, une *ventouse mammaire*, destinée à favoriser le développement du sein chez la jeune fille et la femme, et la sécrétion du lait chez la jeune mère. Je suis bien à mon aise pour vous la recommander, car j'ai fait à la maison Collin l'abandon de mes droits d'auteur; quel que soit le chiffre d'affaires qu'elle puisse réaliser un jour, je ne toucherai jamais un centime. Que mes lectrices veuillent bien me pardonner ces détails, je les leur devais et je les devais à moi-même : le médecin, plus encore

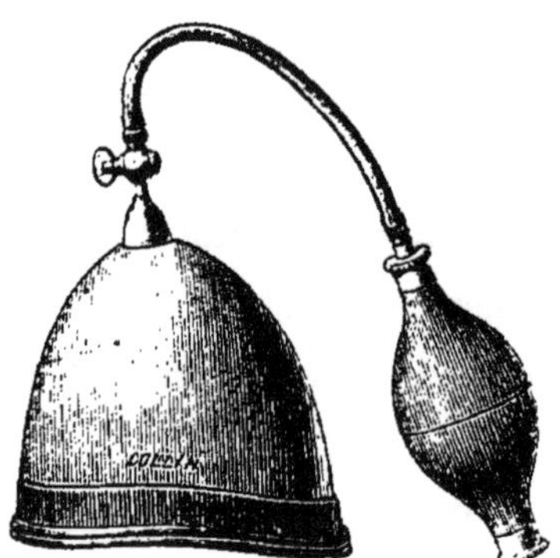

Fig. 1. — Ventouse mammaire.

que la femme de César, doit être au-dessus de tout soupçon.

Cette ventouse, dont vous voyez la reproduction

ci-dessus, se compose d'un cône à sommet sphéroï-
dal destiné à englober le sein, et d'une poire aspiratrice pour faire le vide.

L'appliquer est chose facile : coiffez-en bien le sein,
en ayant soin de placer du côté de l'aisselle la partie
du bord circulaire un peu plus proéminente, prenez
la poire aspiratrice dans la main et actionnez-la par
petites pressions saccadées, jusqu'à ce que le sein soit
bien aspiré par la ventouse ; fermez alors le robinet et
laissez agir pendant une demi-heure environ. J'ai
toujours fait appliquer ma ventouse mammaire le
matin avant le lever, et l'ai laissée en place de 25 à
3o minutes sur chaque sein.

Pour l'enlever sans douleur, il suffit d'ouvrir le robinet, ou même encore de déprimer par la pression du
doigt la base du sein près du bord circulaire de la
ventouse.

La durée du traitement peut, sans inconvénient,
être la même que celle de la grossesse ; toutefois,
deux à quatre mois m'ont toujours paru suffire. Vous

trouverez, chez Collin, deux ventouses, dont l'une sensiblement plus grande que l'autre ; c'est la petite qu'il faut préférer quand le sein est peu développé, et la plus grande quand il s'agit de provoquer la sécrétion lactée dans un sein volumineux. Dans ce dernier cas, ce n'est guère qu'au cours des deux derniers mois qu'il convient d'employer la ventouse.

Si le volume du sein a son importance, l'état du *mamelon* mérite aussi toute votre attention. Quelle variété de forme, de couleur, de vulnérabilité présente cet organe ! Pour lui aussi la plus grande propreté est de rigueur, car il est trop souvent la porte d'entrée du germe de la mastite, cette inflammation si douloureuse du sein, qui aboutit presque toujours à un abcès, et empêche ainsi tant de jeunes mères d'allaiter. Savonnez-le tous les jours, ainsi que l'aisselle, sa voisine, qui abrite si souvent de nombreuses colonies de microbes.

Chez quelques femmes, le mamelon et, parfois même, l'aréole se recouvrent de croûtes brunâtres assez adhérentes pour laisser la peau saignante, si on veut les enlever de force et d'un seul coup. Évitez avec le plus grand soin d'ouvrir ainsi une porte à l'infection ; le soir, en vous couchant, deux ou trois jours de suite, imprégnez bien ces croûtes de vaseline boriquée ; ainsi ramollies, soulevées, elles ne résisteront pas long-temps aux savonnages du matin. Plus tard, à partir du 8e mois, vous ferez, matin et soir, sur le mamelon et l'aréole, pendant deux ou trois minutes, une lotion *froide* ou *chaude*, à votre choix, avec une solution de sel de cuisine à 6 pour 100, c'est-à-dire que vous ferez dissoudre 60 gr. de sel de cuisine dans un litre d'eau bouillie. Cette solution ne sera jamais employée tiède, afin de ne pas affaiblir l'action astringente du sel. Une tasse de solution suffit pour les deux mamelons ; jetez chaque fois ce qui reste, ainsi que le flocon de coton hydrophile qui vous aura servi à faire les lotions.

Pour atteindre le même but : fortifier, durcir la peau du mamelon, la rendre moins vulnérable et en éloigner tout germe nocif, on a conseillé, et j'ai moi-même employé longtemps, les lotions d'eau bouillie additionnée d'un quart d'alcool ; mais une expérience déjà longue me permet d'affirmer que la solution salée est plus efficace à tous le points de vue ; en outre, on a toujours du sel de cuisine sous la main, tandis qu'on manque, parfois, d'alcool.

Vous ferez bien, après l'accouchement et jusqu'aux relevailles, de continuer les mêmes soins, de faire même une rapide lotion sur le mamelon quand l'enfant quittera le sein ; mais je vous engage à employer alors l'eau bouillie alcoolisée plutôt que la solution salée ; celle-ci, en imprégnant l'épiderme, lui communique une saveur qui impressionne désagréablement le palais de l'enfant.

Après les soins à donner à ce mamelon si vulnérable, j'appellerai votre attention sur le mamelon *ombiliqué*, une petite infirmité qui cause souvent un grand dommage.

On dit qu'un mamelon est ombiliqué, quand, au lieu de faire sur le sein cette petite saillie conique que les poètes ont pu comparer à un bouton de rose, il reste à fleur de peau et parfois même au-dessous. Outre qu'il pèche contre l'esthétique, le mamelon ombiliqué rend l'allaitement très difficile, parfois même impossible, l'enfant ne parvenant pas toujours à le saisir avec les lèvres pour l'aspirer dans la bouche.

A quoi peut bien tenir ce petit défaut de conformation? Il faut l'avouer, nous n'en savons absolument rien ; ceux qui accusent la pression du corset me semblent bien.... naïfs. Il n'y a que la femme trop richement pourvue qui comprime ses seins, toutes les autres, et je trouve, ma foi, qu'elles ont bien raison, cherchent à les faire saillir.

Quoi qu'il en soit, il importe de guérir, d'atténuer, au moins, cette petite infirmité avant l'accouchement. Plusieurs moyens ont été conseillés, je les ai tous successivement essayés.

Le massage seul m'a paru efficace et exempt d'inconvénients ; voici la manière de le pratiquer : après s'être bien savonné les mains, une personne de votre entourage — votre mari me paraît tout désigné — trempera les doigts de la main droite dans une solution salée à 6 pour 100, puis cherchera à saisir, à tirer ce petit mamelon qu'il prendra entre le pouce, l'index et le médius, et qu'il roulera, pétrira, étirera avec douceur pendant cinq minutes environ. Une lotion à l'eau salée suivra ce petit massage.

En répétant cette petite opération tous les jours

pendant le dernier mois de la grossesse, vous arriverez à avoir un mamelon très présentable, je veux dire très saisissable.

J'ai dit, et je répète, que ce massage du mamelon est exempt d'inconvénients : jamais, en effet, je ne l'ai vu provoquer la plus légère excitation utérine. Par contre, j'estime que la succion ne serait pas sans danger, surtout chez les femmes dont la région mammaire possède une grande sensibilité génitale; il se pourrait qu'elle provoquât des contractions utérines et amenât l'avortement.

Les soins à donner à la *bouche*, si utiles en tous temps, sont indispensables au cours de la grossesse.

A tous les dentifrices, préférez le simple savon, le savon blanc de cuisine, on s'habitue vite à sa saveur peu agréable au début. Dans le cas où vous ne pourriez vous y faire, vous trouveriez dans le commerce divers savons dentifrices, au menthol, au salol, au girofle, etc., etc. Trempez la brosse à dents dans l'eau, promenez-là sur le savon, puis brossez-vous les dents,

les gencives, fouillez dans tous les coins; la brosse
retirée, servez-vous de la langue pour frotter, savonner l'intérieur des arcades dentaires, le plafond et le
plancher de la bouche; enfin, rincez-vous avec soin
à l'eau chaude, additionnée du parfum que vous préférez. Cette toilette de la bouche sera faite matin et soir;
outre le plaisir qu'on y trouve bientôt, elle conserve
les dents, raffermit les gencives, met à l'abri de nombreuses infections microbiennes.

C'est dans le même but de préservation qu'il est bon
de veiller à la propreté des *cavités nasales* : mouchez-
vous avec soin, puis trempez le nez dans une tasse
remplie d'une solution de sel de cuisine à 5 pour 100,
5o gr. de sel pour 1 litre d'eau bouillie, et reniflez
vivement afin de faire arriver l'eau salée dans les parties les plus élevées. Laissez ensuite égoutter l'eau
salée, essuyez-vous le nez et la lèvre supérieure, mais
ne vous mouchez pas, afin de laisser les voies nasales
imprégnées de solution.

***

Il n'est pas jusqu'aux *yeux* qui ne se trouvent bien d'être lavés, matin et soir, avec un petit tampon de coton hydrophile trempé dans la même solution, à 5 pour 100, de sel de cuisine.

***

De tous les états morbides qui se développent à l'occasion de la grossesse, un des plus graves, sinon le plus grave, est celui que les médecins désignent sous le nom de *vomissements incoercibles de la grossesse*. Et comme lorsqu'une femme enceinte commence à vomir, on ne sait jamais quand elle s'arrêtera, il est prudent de chercher à couper court à ce qui n'est d'abord qu'un ennui et peut devenir un danger.

Essayez des eaux minérales, des eaux simplement gazeuses, du champagne frappé, des fragments de glace à la fin du repas, des infusions aromatiques chaudes, des digestifs divers, des emplâtres d'opium, d'extrait de belladone sur le creux de l'estomac, du repos ou de l'exercice après le repas, etc.

Mais surtout dans le choix de vos aliments laissez-vous guider par la préférence, j'allais dire les caprices de votre goût. J'ai vu, un jour, une jeune femme enceinte cesser de vomir, dès que, cédant à ses prières, je lui permis de faire une grande consommation d'abricots verts ; une autre de mes clientes, habituée à une table bien servie, obtint le même succès en se nourrissant exclusivement d'oignons crus pendant près d'un mois.

Tant que ces vomissements ne semblent pas porter atteinte à votre santé, que vous vous sentez forte et alerte et que vous ne maigrissez pas, il n'y a pas lieu de vous émouvoir, surtout si vous n'avez pas atteint la fin de la première moitié de la grossesse, époque où ils cessent le plus souvent.

Mais si vous vous sentez abattue, découragée, un peu fiévreuse, si vous maigrissez, faites appeler votre médecin.

Malheureusement, quel que soit le traitement qu'il croira devoir vous prescrire, toujours il sera forcé d'ajouter : « peut-être réussira-t-il. » C'est que tout a été essayé, a réussi parfois et a échoué plus souvent. Dans ce dernier cas, le médecin se trouve dans la cruelle nécessité d'interrompre la grossesse, sacrifiant ainsi l'enfant si elle n'est pas près du terme, et faisant courir un grand danger à la mère.

Dans deux cas analogues, où l'avortement semblait le seul moyen de salut, la *ventouse mammaire* appliquée sur le sein, comme je l'ai déjà indiqué, fit promptement cesser les vomissements. Heureux de ce succès, je m'empressai de le communiquer à la Société obstétricale et gynécologique de Paris (1). Depuis lors, j'ai eu un autre cas de vomissement incoercible au $7^e$ mois, promptement arrêté par l'emploi de la ventouse.

Ne faut-il voir dans ces trois succès que de simples coïncidences ou des effets de suggestion! C'est possible, le pour et le contre peuvent également se soutenir, et il faudra de nombreuses observations semblables pour trancher la question. Je répéterai ici ce que je disais à la fin de ma communication, en 1898 : « Comme cette grave complication de la grossesse — vomissements incoercibles — est, en somme, assez rare, j'ai cru bien faire, au lieu de rester les bras croisés en attendant de nouveaux cas, de venir dire aux praticiens : Puisque, devant la mort qui approche ou

(1) Séance du 12 mai 1898.

l'avortement qui s'impose, vous restez désarmés : essayez de cette arme, voyez ce qu'elle vaut. »

Si j'ajoute que la ventouse ne peut faire aucun mal, n'excite jamais la matrice, ne provoque pas la plus légère contraction, ce sera assez, sans doute, pour que vous demandiez à votre médecin de l'employer, le jour où il vous proposerait l'avortement pour combattre des vomissements incoercibles.

La *constipation* n'est pas seulement une incommodité fréquente dans la grossesse, elle peut avoir, dans certains cas, les plus graves conséquences : que de dégoûts, de digestions pénibles, de vomissements opiniâtres, de mauvaises présentations de l'enfant, d'avortements peuvent lui être justement attribués !

Aussi, ne saurais-je trop insister pour que toujours, et surtout dès les premiers jours de votre grossesse, vous vous appliquiez à avoir une selle chaque jour.

N'usez que bien rarement de purgatifs, l'amélioration que vous obtiendrez ne serait que momentanée, deux ou trois jours après, vous n'en seriez que plus constipée.

Préférez modifier votre régime, faire une plus large part aux légumes verts, aux compotes de pommes, aux pruneaux cuits, aux fruits de toutes sortes, mangez lentement, mâchez avec soin, buvez fréquemment, même si vous n'avez pas soif.

Mais, surtout et avant tout, régularisez vos selles, allez aux cabinets chaque jour *à la même heure*, et faites quelques efforts sans exagération. De deux choses l'une : ou vous aboutirez, et bientôt la régularité de cette fonction la rendra plus facile, ou vos efforts resteront vains, et vous devrez alors prendre un lavement d'eau bouillie, refroidie à la température de votre chambre. Hâtez-vous de rendre ce lavement, et faites quelques efforts encore pour évacuer quelques matières. Que vous réussissiez ou non, n'essayez plus d'aller à la selle avant le lendemain *à la même heure*. Huit, dix, quinze, vingt jours, suivant le cas, suffisent pour créer ainsi une *habitude*, qui, agissant ensuite à votre insu, fera naître le besoin et provoquera des évacuations normales à la même heure ; la constipation sera vaincue.

Il peut se faire pourtant que, dans des cas très rares, elle persiste encore; ayez alors recours aux lavements miellés; à la graine de lin, une cuillerée à soupe au commencement du repas ou le soir en vous couchant; au pain de son, un petit quignon dans le lait ou le café au lait du matin; à l'huile de ricin à très petite dose, une cuillerée à café dans un doigt de café, le matin à jeun; à l'eau de Villacabras, d'Hunyadi-Janos, de Rubinat, etc., à la dose d'un verre à Bordeaux une heure avant le premier repas.

Mais tous ces moyens, je le répète, ne seront employés qu'exceptionnellement et à titre provisoire pour donner à *l'habitude* des selles à la *même heure* le temps de s'établir.

Je ne saurais trop vous engager à conserver cette *habitude* après vos couches et tout le restant de vos jours. Aller à la selle chaque jour à la même heure, c'est se placer dans la meilleure condition pour conserver l'intégrité organique et fonctionnelle du tube digestif.

*<br>* *

La *diarrhée*, bien moins fréquente que la constipation pendant le cours de la grossesse, alterne, parfois, avec elle, de telle sorte qu'une longue constipation est tout à coup remplacée par une violente diarrhée, sorte de débâcle qui règle l'arriéré et laisse l'intestin plus faible, plus paresseux, tout prêt pour une nouvelle période de constipation. Dans ces cas, c'est encore à régulariser vos selles qu'il faut donner tous vos soins, car, la constipation vaincue, la diarrhée ne reparaîtra plus.

Mais, j'ai hâte de le dire, il est une autre diarrhée non liée à la constipation, qu'il ne faut jamais négliger : pour peu qu'elle persiste, consultez votre médecin ; la laisser s'établir et durer, c'est s'exposer à ne pouvoir l'arrêter ensuite, même après l'accouchement.

Les *fonctions urinaires* méritent aussi toute votre attention.

Ne restez pas trop longtemps sans uriner, la vessie, distendue par l'urine, pèse lourdement sur les organes voisins, gêne la circulation interne du bas ventre.

De temps à autre faites bouillir un peu d'urine et si, sous l'influence de la chaleur, vous la voyez se troubler, faites aussitôt appeler votre médecin, vous êtes probablement atteinte d'albuminurie gravidique, affection très fréquente à laquelle, il importe d'opposer, au plus tôt, le régime lacté absolu. Que de femmes, que d'enfants ont succombé parce que l'examen des urines avait été négligé pendant la grossesse, et qu'une albuminurie avait pu s'installer et évoluer sans attirer l'attention de la femme et de son médecin. D'autres signes peuvent aussi donner l'éveil : telle est l'enflure des paupières le matin, au réveil, et celle des chevilles le soir, au coucher; si vous les constatiez, un jour, vous ne manqueriez pas d'en référer à votre médecin, mais leur absence ne doit pas vous faire négliger l'examen de l'urine. Le régime *exclusivement* lacté, je le répète, est d'absolue nécessité; c'est s'exposer à la mort et y exposer son enfant que de se refuser à le suivre ou ne le suivre qu'à demi, si votre médecin vous l'ordonne : « Dans le cas d'albuminurie même légère, dit le professeur Vallois, de Montpellier, dans une de ses leçons, le médecin doit faire tous ses efforts pour convaincre sa cliente et la famille de l'impérieuse nécessité du régime lacté absolu; il emploiera tous les arguments et invoquera, non seulement l'intérêt de la mère, mais celui de l'enfant. Un de mes élèves, le D<sup>r</sup> Pailhoz, dans une thèse faite à mon instigation, a montré combien la vie de l'enfant est compromise, même lorsque les symptômes maternels sont peu marqués. »

J'empiète un peu, ici, sur les attributions de votre médecin qui, seul, a qualité pour vous soigner dès que, sur votre grossesse, état naturel, physiologique, se greffe une maladie si grave; mais cette gravité même sera mon excuse, en joignant ma voix à la sienne pour vous dire: prenez du lait, ne prenez que du lait, peut-être arriverons-nous à vous convaincre. Je comprends certes le dégoût dont se plaignent quelques malades, celles surtout qui, avant d'être enceintes, n'aimaient pas le lait, c'est pourquoi, au chapitre IV, qui traite du régime alimentaire, j'ai conseillé deux ou trois tasses de lait par jour dès le début de la grossesse; outre le bien qu'il fait déjà et le mal qu'il peut prévenir, il a le grand avantage d'habituer le palais à sa saveur un peu fade.

***

Veiller sur vos selles, combattre la constipation dès son début, uriner assez souvent, c'est presque sûrement vous mettre à l'abri des *hémorrhoïdes*.

Si, malgré tout, vous en étiez atteinte, faites, le soir, sur la région anale, des lotions salées très chaudes, aussi chaudes que vous pourrez les supporter, puis introduisez dans le rectum un suppositoire dont voici la formule :

> Extrait thébaïque. . . . . . . .    0,05 centig.
> Beurre de cacao. . . . . . . .    5 gr.
> Pour un suppositoire.

Ces petits soins, renouvelés deux ou trois soirs de suite, suffisent presque toujours pour tout faire rentrer dans l'ordre ; dans le cas où ils échoueraient, vous devriez consulter votre médecin.

J'ai dit ailleurs que, pour éviter les *varices* des jambes, il fallait remplacer les jarretières par les jarretelles ; bien souvent, quoi que l'on fasse, la grossesse les provoque ou les aggrave si elles existent déjà.

Je ne sais rien de mieux à leur opposer que d'éviter

la fatigue, ne pas trop rester debout et avoir soin de rester allongée deux ou trois heures par jour.

Parfois, elles remontent sur la cuisse, envahissent les grandes lèvres, se glissent dans la cavité vaginale, formant à l'entrée un paquet variqueux qui, pendant le travail, peut se rompre, et donner issue à une suffisante quantité de sang pour mettre les jours de la femme en danger. Inutile de dire que, lorsque les varices, prennent un tel développement, le médecin doit être consulté.

Que vous dirai-je du *sommeil* que vous ne sachiez déjà? C'est le fils de la nuit et le frère de la mort, disaient les anciens et a redit Ponsard (1).

> Suave est le sommeil qui succède à l'effort ;
> Mais ce fils de la nuit est frère de la mort.

Fils de la nuit, je le veux bien, mais frère de la mort! le rapprochement me semble forcé. Je ne croirai jamais qu'une sœur si... effrayante puisse avoir

(1) Ponsard, *Lucrèce*.

un frère si « suave », suivant l'expression même de Ponsard, et qui constitue, d'après un savant hygiéniste : « le plus puissant moyen de ralentissement, de restauration et de conservation de la vie. »

Combien d'heures faut-il dormir? Autant qu'on en sent le besoin ; sept à huit heures est une moyenne que la femme enceinte fera mieux, si elle le peut, de dépasser que de ne pas atteindre. Plus que toute autre, et autant pour son enfant que pour elle-même, elle a besoin de prolonger ce repos du corps et de l'esprit.

A quelle heure convient-il de se coucher? L'habitude ici est toute-puissante : l'une pour s'endormir n'a qu'à se mettre au lit, l'autre doit attendre d'avoir sommeil sans quoi elle s'expose à se tourner, se retourner, s'agiter, ne s'endormir enfin qu'à l'heure où elle devrait se lever. Je crois, en tous cas, que vous ferez bien d'attendre que la digestion soit avancée, deux heures et demie, au moins, après le dîner. L'estomac en partie libre gênera moins, alors, la respiration et la circulation, et, par suite, les rêves, les cauchemars suivis de réveils pénibles seront moins fréquents.

Et la sieste, faut-il la faire ? C'est encore ici question d'habitude; je m'en trouve très bien, mais je me

garderais bien d'affirmer qu'il en serait de même pour
vous. On peut dire pourtant, d'une manière générale,
qu'elle n'a guère son utilité que pendant les chaudes
et longues journées d'été. Si vous n'en avez pas l'habitude et si vous ne vous en trouvez pas bien quand vous
l'essayez, contentez-vous alors de vous allonger,
pendant une heure ou deux, sur une chaise longue, afin
de laisser aux reins, au bas-ventre, à la circulation
ascendante des membres inférieurs un repos bien
nécessaire, surtout dans les derniers mois.

Cette question du coucher va me servir d'introduction à une autre dont j'ai hâte de me débarrasser : je
veux parler des *rapports conjugaux*.

Mauriceau, un accoucheur distingué, mais qui man-
quait d'expérience personnelle, puisqu'il n'eut jamais
d'enfant, défendait ces rapports pendant les premiers
jours et pendant les deux derniers mois de la grossesse.

Un autre vieux maître en obstétrique, Dionis, plus

compétent, semble-t-il, puisqu'il eut vingt enfants de la même femme, est d'un avis contraire.

Delacoux conseillait l'abstention : « Si l'amour dans l'espèce humaine, dit-il, rallume sans cesse son flambeau, ce n'est point pour consumer son propre ouvrage. »

Pajot conseillait la modération. On connaît sa réponse à un mari qui l'interrogeait là-dessus : « Maintenant que vos vœux sont exaucés, ne les poussez pas trop loin. »

Voici les conclusions d'un article, sur la question, de Tarnier et Budin : « Il ne paraît pas douteux que les rapports sexuels trop fréquemment répétés ne soient, par le traumatisme génital qu'ils produisent, par la surexcitation, la congestion et parfois l'inflammation qu'ils déterminent, une cause d'avortement. »

Pour Rougier « les rapports sexuels continués pendant la gestation sont la cause ignorée d'un grand nombre d'avortements ».

La plupart des accoucheurs actuels, dit le D$^r$ Bouchacourt (1), à qui j'ai emprunté les citations qui précèdent, se bornent à conseiller la modération.

(1) Bouchacourt, *loco citato*.

Je ferai comme eux, en y joignant l'abstention dans les premières et les dernières semaines et aux époques qui correspondent aux règles. J'ajoute que, dès que le ventre est volumineux, ses parois amincies et dépressibles transmettent à la matrice et, par conséquent, à l'enfant toute pression un peu forte, toute secousse violente ; c'est aux époux à *s'arranger* pour les lui éviter.

Inutile d'ajouter que si vous avez déjà eu plusieurs fausses-couches vous devez là-dessus prendre l'avis de votre médecin, et en attendant suivre la maxime : en cas de doute, abstiens-toi.

« La femme qui a eu plusieurs fausses couches récentes, dit Hubert, doit vivre dans une continence plus ou moins complète jusqu'à mi-terme. M. X... nous a confessé que sa femme, après quatre fausses-couches, n'a porté à terme que quand il s'est abstenu de la voir pendant ses grossesses. »

Menville de Ponsan (1) cite des exemples de femmes, qui ne sont parvenues à accoucher à terme « qu'en s'abstenant des plaisirs de l'amour pendant tout le temps de leur grossesse ».

(1) Menville de Ponsan, *Histoire médicale de la femme.*

Ce sont là évidemment de rares exceptions, mais il m'a paru sage de vous les signaler.

**

Grâce à tous les soins dont vous vous êtes entourée, aux précautions que vous avez prises, vous voici parvenue à la fin du 7e mois ; c'est le moment de faire appeler votre médecin, afin qu'il puisse se rendre compte de la *présentation* de l'enfant et la corriger si elle est mauvaise. Oh ! je sais tout ce que vous allez me dire, si souvent je l'ai entendu. Oui, je comprends que cet examen révolte toutes vos pudeurs, je comprends qu'il vous en coûte, mais je ne comprends pas qu'une femme raisonnable s'y refuse. Que de fois j'ai vu de pauvres femmes endurer d'*horribles* et interminables douleurs, puis succomber à une opération que l'examen d'un médecin, à la fin du 7e mois, lui aurait évitée. C'est en parlant des opérations nécessitées par certains accouchements que Pajot a dit avec raison : « mieux vaut éviter que réussir. »

Je ne veux pas vous énumérer ici tous les dangers dont un examen sérieux peut vous mettre à l'abri, mais je veux, du moins, vous citer un cas capable, je l'espère, de faire cesser toute hésitation : l'enfant n'est, malheureusement, pas toujours placé perpendiculairement, la tête en bas, les pieds en haut; parfois il se remet en travers, la tête dans un flanc, les pieds dans l'autre, attitude qui, quand le moment sera venu, rendra l'accouchement impossible. Eh bien, que fait votre médecin quand vous lui permettez, vers la fin du 7e mois, de constater cette présentation transversale ? Tout doucement, sans danger, sans douleur, il place l'enfant en bonne présentation, c'est-à-dire la tête en bas, les pieds en haut, et, au lieu d'un accouchement très douloureux et mortel, peut-être, pour votre enfant et pour vous-même, vous prépare ainsi un accouchement naturel, c'est-à-dire normalement douloureux et sans danger. Voilà la vérité, rien que la vérité. Êtes-vous convaincue ?

Faut-il que je vous cite d'autres cas ? Non, sans doute, vous le comprenez, un examen complet s'impose ; s'y refuser serait criminel. Voici ce que j'écrivais sur ce sujet, il y a près de dix ans (1) :

(1) DUMAS, *Gazette hebdomadaire des sciences médicales.*

« Il est, ce me semble, admis aujourd'hui par tout le monde, — médecins et public — qu'il est peu de cas où une fausse manœuvre, un manque de sang-froid ou d'habileté, puissent être plus promptement funestes que dans la pratique des accouchements. Et pourtant, étrange inconséquence ! tandis qu'on donne au médecin et au chirurgien tout le temps nécessaire pour étudier la malade et la maladie, on accourt tout à coup, et souvent au milieu de la nuit, chez l'accoucheur, on l'introduit au milieu d'une famille affolée, on le met en présence d'une femme en danger, et là il faut que cet homme, tout ahuri et quelquefois à moitié réveillé, pratique sur-le-champ une opération souvent difficile, toujours émouvante, et du succès de laquelle dépendent parfois la vie de la mère et celle de l'enfant. Eh bien ! franchement, n'est-ce pas trop demander à un homme, trop présumer de son sang-froid, de son habileté ? »

La citation est un peu longue, mais telle est l'importance du sujet que je ne regretterai pas de l'avoir faite, quelque ennui qu'il y ait à parler de soi, si elle fait cesser toute résistance de votre part.

Ainsi, c'est convenu, dès la fin du 7e mois, au commencement du 8e, vous ferez appeler votre médecin et

vous vous soumettrez à un examen complet ; et, agissant
ainsi, vous aurez mis de votre côté toutes les chances
d'un accouchement naturel, physiologique, c'est-à-dire
sans danger pour vous et pour votre enfant. Un tel
résultat vaut bien quelques ennuis.

## VI. — TRAVAIL, EXERCICE, DISTRACTIONS
## VOYAGES

La femme enceinte peut-elle travailler? Oui, dans les premiers mois de la grossesse ; non, vers la fin.

Et pourtant, nous sommes tous les jours témoins du triste et honteux spectacle, honteux pour la société, de pauvres femmes qui vont à l'usine, à l'atelier, au lavoir jusqu'à la dernière heure, ne cessent de travailler qu'averties par les premières douleurs !

Je sais bien que quelques rares patrons, plus humains que les autres, accordent quelques jours de repos payés avant et après les couches. C'est là une excellente mesure dont il faut les féliciter, mais dans une société qui se pique de solidarité, ce repos devrait être plus prolongé, avec indemnité de droit pour suffire à tous les besoins. Le professeur Pinard pense que la femme enceinte doit cesser tout travail deux mois avant l'ac-

couchement, et M^{me} Bernson s'exprime ainsi (1) :
« Toute femme, mariée ou non, travaillant dans les usines, manufactures, ateliers, doit être éloignée de son travail pendant les deux ou trois mois qui précèdent l'accouchement.

« Pendant ce temps de non-admissibilité au travail industriel, une indemnité de trois francs par jour doit lui être allouée. »

La loi de protection des enfants en bas-âge a déjà rendu de grands services, elle fait le plus grand honneur au D^r Théophile Roussel, sénateur de la Lozère, qui en eut l'initiative et la fit voter, Dieu sait au prix de quels efforts ! Mais cette loi en appelle une autre, tout aussi humanitaire, tout aussi urgente, la loi de protection de la femme enceinte, de la nouvelle accouchée.

J'appelle sur cette importante question toute la sollicitude de mes honorables lectrices, qu'elles obtiennent de leur mari, l'électeur est tout-puissant, une loi de protection pour la femme enceinte, mariée ou non, et elles auront bien mérité de la patrie et de l'humanité.

Sans parler des avortements, des accouchements

______

(1) M^{me} Bernson, Thèse.

prématurés qu'un travail trop pénible peut provoquer, il est certaines professions qui peuvent interrompre le cours de la grossesse, compromettre la vie de l'enfant et même celle de la mère.

Les ouvrières, dans les manufactures de tabac, dans les fabriques de caoutchouc (intoxication par le sulfure de carbone), dans les fabriques d'allumettes (intoxication par le phosphore), les repasseuses, les cuisinières (intoxication par l'oxyde de carbone) doivent cesser tout travail dès les premiers jours du 8$^e$ mois, ne le reprendre que dans le cours du second mois qui suit l'accouchement.

Le professeur Tarnier avait observé que les bouchères, les tripières, les chiffonnières étaient fréquemment atteintes d'infection puerpérale; sans aller jusqu'à conseiller aux femmes enceintes qui seraient dans ce cas de cesser leur métier, je ne saurais trop les engager à prendre les plus grandes précautions surtout dans les dernières semaines. C'est ainsi qu'elles devront s'efforcer de toucher, le moins possible, à tous les objets souillés, à toutes les matières en décomposition, et multiplier les soins de propreté que j'ai recommandés ailleurs.

A côté de ces pauvres femmes que les exigences de la vie obligent à continuer leur dur labeur jusqu'à la dernière heure, il en est d'autres auxquelles il faut conseiller, ordonner l'exercice. Mais, quel exercice?

« La femme enceinte, dit Mauriceau, se doit gouverner en ses exercices, en telle sorte qu'elle pèche plutôt au trop de repos qu'au trop d'agitation ; car le danger est bien plus grand dans le mouvement immodéré que non pas dans le repos. »

Et le professeur Pinard, de nos jours, a pu dire avec chiffres à l'appui : « Toute femme enceinte surmenée est exposée à accoucher avant terme. »

C'est donc un léger exercice, de plus en plus modéré à mesure que l'accouchement approche, qui convient pendant la grossesse.

C'est assez dire que l'*équitation*, l'usage de la *bicyclette* doivent être sévèrement interdits. Pourtant, le Dr Lucas-Championnière, l'éminent chirurgien, croit que l'usage de la bicyclette est plutôt utile pendant les premiers temps de la grossesse.

A cette assertion on pourrait opposer l'observation de M. Menant, reproduite par le D^r Bouchacourt : « Une jeune femme enceinte de deux mois avorta le lendemain d'une course à bicyclette. Le D^r Le Roy des Barres a vu aussi un avortement survenir chez une de ses clientes qui prit des leçons de bicyclette pendant les premiers mois de sa grossesse.

Je crois donc qu'une femme fera bien de s'abstenir de ce genre de sport dès qu'elle aura quelques raisons de se croire enceinte.

Et la *dunse* ? Je crois qu'il faut y renoncer aussi : elle peut être dangereuse et par les accidents auxquels elle expose, et par la fatigue qu'elle cause.

J'en dirai tout autant des *théâtres* et de toutes les nombreuses réunions où des accidents plus ou moins

graves sont à craindre, et où les poumons, déjà
gênés dans leurs fonctions par le volume du ventre,
ne trouvent à respirer qu'un air impur et surchauffé.
Bordat et Goulard, au dire du D<sup>r</sup> Bouchacourt, ont
vu plusieurs fausses couches se produire au sortir du
théâtre.

****

Il n'est pas de meilleur exercice, de plus saine dis-
traction que la *promenade à pied* ou *en voiture* bien
suspendue; encore certaines femmes, prédisposées à
l'avortement, feront-elles bien de renoncer à la voiture pendant toute la durée de leur grossesse; à celles-
la surtout, je conseille les promenades à pied dans
les lieux abrités l'hiver, ombragés l'été, et, si possible, à la campagne. Pour la santé de la mère, comme
pour celle de l'enfant, rien ne vaut l'air pur que l'on
y respire; aussi, toute femme enceinte qui le peut
ferait-elle bien d'habiter la campagne pendant la
seconde moitié de sa grossesse.

****

La locomotion en chemin de fer, dès qu'elle se prolonge au delà d'une heure ou deux, n'est pas exempte de dangers. Le professeur Pinard pense que, outre l'avortement, qui est toujours à craindre, l'insertion vicieuse du placenta, une anomalie très grave, s'observe plus souvent chez les femmes qui ont voyagé au début de leur grossesse. J'ai moi-même observé un accouchement prématuré chez une de mes clientes qui avait accouché une première fois à terme. Elle dut faire un trajet de trois heures en chemin de fer, pour se rendre auprès de son père mourant ; à mi-chemin, elle ressentit les premières douleurs, une heure après son arrivée elle accouchait d'un garçon viable et qui a vécu. Ce que la pauvre femme se sentit malheureuse quand elle crut accoucher en wagon, on le devine aisément ; celle-là sûrement ne recommencera plus.

On lit, de temps en temps, dans les faits divers, qu'une femme a accouché dans une gare ou même dans un wagon, nul doute que dans ce cas la trépidation n'ait avancé l'heure de la délivrance, car une femme n'attend pas au dernier jour pour se mettre en voyage.

***

Je n'ai pas d'expérience personnelle sur l'influence des *voyages en mer*, mais les médecins des Messageries Maritimes sont unanimes à déclarer que, très-souvent, ils provoquent l'avortement ou l'accouchement avant terme, c'est ce qui explique le grand nombre de femmes qui accouchent à bord.

Si des raisons majeures vous obligeaient à faire un voyage en chemin de fer ou en mer, il serait sage de le faire plutôt entre le 5e et le 7e mois, et de l'accomplir dans l'intervalle des époques de vos règles. Si, malgré ces précautions, quelques douleurs se faisaient sentir dans les seins, le bas ventre, vous devriez aussitôt, si possible, interrompre votre voyage, rester couchée et prendre un petit lavement d'eau tiède, additionnée de 10 à 15 gouttes de laudanum. Vous devriez aussi veiller plus que jamais à la régularité des selles et ne pas rester trop longtemps sans uriner.

***

Les *bains de mer*, si à la mode aujourd'hui, ne conviennent pas à la femme enceinte ; elle fera bien de les remplacer par les bains dont j'ai déjà parlé. J'en dirai autant des bains de rivière et de l'hydrothérapie, même quand la femme en a l'habitude ; tout cela est trop violent pour ces deux êtres : la mère et l'enfant.

Ne concluez pas de tout ce qui précède que votre état vous fait un devoir de garder le coin, de mener une vie de cénobite. Non, vous pouvez, vous devez sortir, vous promener, visiter vos amies, accepter à dîner, recevoir, faire les honneurs de votre table, de votre salon, rester, en un mot, la compagne de votre mari. Jamais, peut-être, et à aucun moment, il n'est plus sage et plus prudent de vous efforcer de le retenir auprès de vous, de lui rendre le chez soi agréable. Neuf fois sur dix, l'homme ne cherche des distractions au dehors que pour fuir les ennuis du chez soi. Je n'excuse pas, j'explique.

## VII. — HYGIÈNE DE L'ESPRIT

INFLUENCE DE L'ÉTAT PSYCHIQUE DE LA MÈRE SUR L'ÉTAT
PSYCHIQUE A VENIR DE L'ENFANT QU'ELLE PORTE

Ce n'est qu'avec crainte et hésitation, je l'avoue,
que je me hasarde sur ce terrain tout à fait inconnu.

J'ai bien cherché quelques jalons chez les maîtres
les plus autorisés, mais je n'ai rien, absolument rien
trouvé.

J'ai alors écrit aux deux chefs éminents de l'obstétrique française : Pinard et Budin. Ils ont eu, tous
les deux, l'extrême obligeance de me répondre, ce
dont je suis heureux de les remercier publiquement,
mais ils n'ont pu, ni l'un ni l'autre, me fournir le
moindre renseignement : « Dans ce chapitre de puériculture, m'écrit M. le professeur Pinard, tout est à
faire. »

Vous voilà prévenue, Madame, qu'il va être question ici, non de ce que je sais — je ne sais rien — mais de ce que je suppose.

Que votre santé ait une grande influence sur la santé de votre enfant, personne n'en saurait douter; vous ne pouvez souffrir sans qu'il souffre aussitôt; vos moindres maux peuvent causer sa mort; c'est justement pour qu'il naisse fort et vigoureux que j'ai voulu vous apprendre à vous soigner vous-même. C'est là une vérité banale, insister serait puéril. Ainsi, nous admettons que, — influence de l'hérédité mise à part — votre enfant aura d'autant plus de chances d'avoir un estomac, un poumon, un cœur, des vaisseaux, etc., fonctionnant bien que votre santé aura été meilleure pendant votre grossesse, que ces mêmes organes auront mieux fonctionné chez vous.

Pourquoi n'en serait-il pas de même pour le cerveau? Pourquoi les facultés mentales de votre enfant ne se ressentiraient-elles pas, plus tard, de la bonne culture que vous aurez donnée aux vôtres pendant que vous le portiez?

Voici deux femmes enceintes : l'une, par suite de circonstances particulières, je ne dis pas par caractère, afin d'éloigner l'hérédité — l'une, dis-je, ne décolère pas de tout le jour; l'autre, par suite de circonstances opposées, reste toujours calme et sereine : ne pensez-vous pas que l'enfant de la première court grands risques d'avoir un caractère moins agréable que celui de la seconde?

Autre exemple :

Voici une femme enceinte qui, convaincue de son influence physique et morale sur l'enfant qu'elle porte, s'efforce d'élever son esprit, de l'orner, d'en éloigner toute pensée basse ou mesquine; et en voici une autre qui croupit dans l'ignorance, s'abandonne à toutes les dépravations, glisse dans tous les vices; ne pensez-vous pas que la mentalité et la moralité des deux enfants qui naîtront de ces deux femmes auront de grandes chances de différer beaucoup?

Je le répète, nous faisons abstraction de l'hérédité, ce facteur tout-puissant, sur lequel nous ne pouvons rien, parce qu'il est le passé, pour ne nous occuper que du *milieu*, sur lequel je crois que nous pouvons quelque chose. Vous le savez, c'est la fonction qui crée l'organe, le développe, le fortifie; la danseuse a de gros mollets, le boulanger de gros biceps, l'homme d'étude un gros cerveau ou tout au moins un cerveau aux riches et profondes circonvolutions. Si, pénétrée de ces idées, vous vous efforcez, pendant votre grossesse, de cultiver votre esprit, d'élever votre âme, j'incline à croire — sans avoir aucune preuve à vous donner — que l'état psychique de votre enfant pourra s'en ressentir un jour, comme sa santé, sa vigueur se ressentiront des soins hygiéniques dont vous vous serez entourée.

Sans doute, il est tout à fait impossible de faire ici la part du *milieu* et celle de l'hérédité; toujours vous pourrez m'objecter que si l'enfant est intelligent et bon c'est que ses parents l'étaient, et non parce que sa mère s'est appliquée à développer ses facultés intellectuelles et affectives pendant sa grossesse. Oui, c'est vrai, l'hérédité est le facteur principal, mais quand on voit Dareste, en imprimant des secousses à des œufs soumis à l'incubation — leur créant ainsi un milieu spécial — obtenir des *monstres*, c'est-à-dire des poulets aux difformités les plus bizarres dont quelques-unes peuvent devenir *transmissibles par hérédité*, on est bien obligé de reconnaître que le milieu peut, lui aussi, avoir un *pouvoir créateur*.

Un savant, dont les œuvres sont trop peu connues, Bertillon père, a dit, avec raison (1). « Tout ce qui, dans l'être vivant, n'est pas dû à l'ancêtre est dû au milieu, et réciproquement. Nous ne connaissons, nous n'admettons que ces deux influences dominatrices de nos existences. Ce sont elles qui pétrissent nos âmes et nos corps. » L'influence de ce milieu, Bertillon l'établit dès l'instant de la fécondation, voyez ce qu'il écrit ailleurs : « L'ovule reste soumis continûment à l'influence du milieu. »

Mais, je m'arrête, j'en ai assez dit, je le sens, pour que cette question fasse, désormais, l'objet de vos méditations, et pour que, même s'il vous reste des doutes sur l'influence de l'état psychique de la mère sur l'état psychique à venir de l'enfant qu'elle porte, vous vous efforciez, néanmoins, de vous élever vers le bien, vers le beau, comme si vous aviez la certitude de travailler ainsi pour le devenir moral de votre enfant. Dans le doute, en effet, ce n'est pas le cas de s'abstenir ; quelle mère l'oserait ?

(1) BERTILLON, *Mésologie.*

# TABLE DES MATIÈRES

**Dictionnaire de Médecine domestique**, comprenant la médecine usuelle, l'hygiène journalière, la pharmacie domestique, par le D<sup>r</sup> Paul BONAMI, 1896, 1 vol. gr. in-8 de 950 pages à deux colonnes, avec 702 figures. Broché, **16** fr. — Cartonné............... **18 fr.**

**Nouvelle Médecine des familles**, à la ville et à la campagne. Remèdes sous la main, premiers soins avant l'arrivée du médecin, art de soigner les malades, par le D' A. DE SAINT-VINCENT. 13ᵉ *édition*, 1900, 1 vol. in-18 de 456 p., avec 142 fig., cart.......... **4 fr.**

**Formulaire du Médecin de campagne.** Les remèdes sous la main, les petits moyens en thérapeutique, par le D<sup>r</sup> GAUTIER. 1899, 1 vol. in-18 de 288 pages, cartonné........................ **3 fr.**

**Premiers secours en cas d'Accidents et d'Indispositions subites**, par FERRAND et DELPECH. 4ᵉ *édition*, 1890, 1 vol. in-16 de 342 pages, avec 86 fig., cart......................... **4 fr.**

**Premiers secours aux Malades et aux Blessés**, par OSBORN. 1895, 1 vol. in-16 de 160 pages......................... **2 fr.**

**Manuel des Infirmières**, par le D' VINCENT. 1901, in-18, cart. **6 fr.**

**Guide de la garde-malade**, par le D<sup>r</sup> MONTEUUIS. 1891, 1 vol. in-16 de 160 pages, avec figures...................... **2 fr.**

**Hygiène des Gens du monde**, par le D<sup>r</sup> A. DONNÉ. 2ᵉ *édition*, 1 vol. in-16 de 448 pages........................ **3 fr. 50**

**Physiologie et Hygiène des écoles et des familles**, par le D<sup>r</sup> DALTON. 1888, 1 vol. in-16 de 354 pages, avec 68 fig., cart. **4 fr.**

**Hygiène des Familles**, par CORIVEAUD. 1890, 1 vol. in-16. **3 fr. 50**

**Le Lendemain du mariage.** Étude d'hygiène, par le D<sup>r</sup> CORIVEAUD. 3ᵉ *édition*. 1898, 1 vol. in-16 de 268 pages................ **3 fr. 50**

**Histoire des parfums et Hygiène de la Toilette**, par S. PIESSE. 1889, 1 vol. in-16 de 371 pages, avec 70 fig., cart............. **4 fr.**

**Hygiène de la Toilette**, par le D<sup>r</sup> DEGOIX. 1891, 1 vol. in-16. **2 fr.**

**Hygiène de la table**, par le D<sup>r</sup> DEGOIX. 1892, 1 vol. in-16... **2 fr.**

**Maladies et Médicaments à la mode**, par le D'DEGOIX. 1890, 1 vol. in-16 de 214 pages... ........................... **2 fr.**

**Manuel du Pédicure**, par GALOPEAU. 1878, 1 vol. in-32... **2 fr.**

**Les Préjugés en médecine et en hygiène**, par le D<sup>r</sup> BREMOND. 1892, 1 vol. in-16 de 160 pages........................ **2 fr.**

**Les Passions et la Santé**, par BREMOND. 1892, 1 vol. in-16. **2 fr.**

**Les Passions**, par le D<sup>r</sup> FRÉDAULT. 1 vol. in-16 de 436 p. **3 fr. 50**

**L'Art de prolonger la vie**, par le D<sup>r</sup> HUFELAND. 1895, 1 vol. in-18, 350 pages.......................... ................... **3 fr. 50**

**Entretiens d'un vieux médecin** sur l'hygiène, par le D<sup>r</sup> YVAREN. 1882, 1 vol. in-18 jésus de 671 pages................... **5 fr.**

**Premières notions d'homœopathie**, à l'usage des familles, par le D<sup>r</sup> CLAUDE. 3ᵉ *édition*, 1894, 1 vol. in-18 de 200 pages...... **2 fr.**

**L'homœopathie des Gens du monde**, par le D<sup>r</sup> HOFFMANN. 1890, 1 vol. in-16 de 142 pages.......................... **2 fr.**

**L'homœopathie mise à la portée** de tout le monde, par ORIARD. 3ᵉ *édition*. 1 vol. in-18 de 370 pages.................... **3 fr. 50**

**Congrès d'Homœopathie** de 1900. 1 vol. in-8............. **5 fr.**

# HYGIÈNE

## HYGIÈNE SCOLAIRE. — GYMNASTIQUE

**L'Hygiène à l'École,** par le D<sup>r</sup> COLLINEAU. 1889, 1 vol. in-16 de 314 pages, avec 50 figures.................... **3 fr. 50**

**Hygiène des Lycées,** par le D<sup>r</sup> TROUILLET. 1892, gr. in-8, 132 pages.................... **3 fr. 50**

**Le Surmenage intellectuel** et les exercices physiques, par le D<sup>r</sup> RIANT. 1889, 1 vol. in-16 de 312 pages.............. **3 fr. 50**

**Hygiène du Cabinet de travail,** par le D<sup>r</sup> RIANT. 1883, 1 volume in-16.................... **2 fr. 50**

**Hygiène des Orateurs,** par le D<sup>r</sup> RIANT. 1883, 1 vol. in-16 de 300 pages .................... **3 fr. 50**

**Hygiène de l'Esprit,** physiologie et hygiène des hommes livrés aux travaux intellectuels, par RÉVEILLÉ-PARISE et CARRIÈRE. 1881, 1 vol. in-11 de 435 pages.................... **3 fr. 50**

**Les Exercices du Corps,** le développement de la force et de l'adresse, par COUVREUR. 1869, 1 vol. in-16 de 351 pages.. **3 fr. 50**

**La Gymnastique et les Exercices physiques,** par le D<sup>r</sup> LEBLOND. 1888, 1 vol. in-18 jésus de 492 pages, avec 80 fig., cart. **4 fr.**

**La Gymnastique à la Maison,** à la chambre et au jardin, par ANGERSTEIN et ECKLER. 1892, 1 vol. in-16, 160 pages, 55 fig. **2 fr.**

**La Gymnastique des Demoiselles,** par ANGERSTEIN et ECKLER. 1892, 1 vol. in-16 de 160 pages, avec 50 figures.............. **2 fr.**

**La Gymnastique,** par le D<sup>r</sup> COLLINEAU. 1884, 1 vol. in-8 de 824 pages.................... **10 fr.**

## HYGIÈNE ALIMENTAIRE

**Formulaire des Régimes alimentaires,** par le D<sup>r</sup> H. GILLET, ancien interne des hôpitaux. 1897, 1 vol. in-18 de 516 p., cart.. **3 fr.**

**Hygiène alimentaire** des malades, des convalescents et des valétudinaires, par le D<sup>r</sup> FONSSAGRIVES. 3<sup>e</sup> *édition,* 1881, 1 vol. in-8 de 670 pages.................... **9 fr.**

**Traité de l'Alimentation,** par le D<sup>r</sup> CYR. 1881, 1 vol. in-8. **8 fr.**

**Hygiène de la table,** par le D<sup>r</sup> DEGOIX. 1 vol. in-16 de 160 pages.................... **2 fr.**

**Le Végétarisme** et le régime végétarien rationnel, par le D<sup>r</sup> BONNEJOY. Introduction par le D<sup>r</sup> DUJARDIN-BEAUMETZ. 1891, 1 vol. in-16 de 342 pages .................... **3 fr. 50**

**Le Régime de Pithagore. De la Sobriété.** Conseils pour vivre longtemps, par CORNAY. 1889, 1 vol. in-18 jésus...... **3 fr. 50**

**Le Cuivre et le Plomb,** dans l'alimentation et l'industrie, au point de vue de l'hygiène, par le professeur A. GAUTIER, membre de l'Institut. 1890, 1 vol. in-16 de 310 pages.............. **3 fr. 50**

**Les Aliments d'Épargne,** alcool, boissons aromatiques, café, thé, coca, cacao, maté, par le D<sup>r</sup> MARVAUD. 1874, 1 volume in-8.. **6 fr.**

**Le Lait et le Régime lacté,** par le D<sup>r</sup> MALAPERT du PEUX. 1890, 1 vol. in-16 de 160 pages.................... **2 fr.**

**Les Boissons hygiéniques,** par ZABOROWSKI. 1889, 1 vol. in-16 de 160 pages, avec 24 figures.................... **2 fr.**

Voy. *Chimie alimentaire,* page 45.

## Hygiène de la Grossesse, par le Dr A. OLIVIER. 1891, 1 vol. in-16 de 340 pages, avec 60 fig. . . . . . . **3 fr. 50**

Dans une première partie, M. Olivier traite de l'hygiène de la grossesse normale (Hygiène de l'habitation, Régime alimentaire, Exercice et voyages, Relations conjugales, Vêtements, Bains, Hydrothérapie et Injections, Soins à donner aux seins).

Dans la deuxième, il passe en revue les phénomènes pathologiques et en indique le traitement (Troubles des appareils digestif, respiratoire, circulatoire, urinaire; inflammation des organes génitaux; troubles nerveux; maladies de la peau; abcès du sein; douleurs abdominales, utérines et articulaires; hémorragies; fausse couche).

## Traité des Maladies de la Grossesse et des suites de couches, par le Dr VINAY, médecin des hôpitaux de Lyon. 1894, 1 vol. gr. in-8 de 836 p. . . . . . . . **16 fr.**

Il est bien peu de troubles pathologiques qui ne puissent traverser la grossesse, modifier sa marche et influer sur sa terminaison.

Les maladies de la femme enceinte prennent souvent des allures insolites, nécessitent un redoublement d'attention de la part du praticien, augmentant sa responsabilité qui s'étend à deux êtres à la fois, deviennent ainsi la source d'indications nouvelles et exigent souvent une thérapeutique particulière.

Après un résumé sur la grossesse physiologique, M. Vinay passe en revue les différents appareils de l'organisme : appareil génital, digestif, respiratoire, circulatoire, urinaire, cutané, nerveux, puis il termine par l'étude des maladies infectieuses, avant et après l'accouchement.

L'auteur a donné un soin tout spécial aux indications thérapeutiques.

## Les Auto-Intoxications de la Grossesse, par le Dr BOUFFE DE SAINT-BLAISE, accoucheur des Hôpitaux de Paris. 1899, 1 vol. in-16 de 96 pages, cart. . . . **1 fr. 50**

L'organisme sain est une fabrique de poisons, et le fonctionnement normal de cet organisme est toujours sous la dépendance de l'intégrité de certains organes qui le défendent contre ces ennemis du dedans. M Bouffe de Saint-Blaise, s'inspirant des idées de son maître M. Pinard, montre comment, pendant la grossesse, la femme doit lutter d'une façon particulière, étant plus en péril qu'à l'état normal.

## Les Passions, par le Dr FRÉDAULT, ancien interne des hôpitaux de Paris. 1 vol. in-16 de 436 pages. . . . **3 fr. 50**

Opinions des anciens sur la nature des passions.— Caractères des passions, leur impétuosité et leur personnalité. — L'ivresse et le transport. — Foyer des passions : rôle de l'imagination et du sentiment. — Caractère et passions. — Objectif des passions. — La violence des passions et ses effets. — L'énergie de la passion et ses effets. — Les passions et les maladies.

## Les Passions et la Santé, par le Dr Félix BREMOND, 1893, 1 vol. in-16 de 160 pages. . . . . . . . . . **2 fr.**

Les passions ont avec la santé des rapports nombreux dont l'étude a été bien des fois entreprise par des médecins et des philosophes éminents. M. Brémond s'est attaché spécialement au côté médical et ne se préoccupe, à propos de chaque passion, que de dire si elle est susceptible de faire du mal ou de faire du bien.

## Le Lendemain du Mariage, étude d'hygiène par le Dr CORIVEAUD, 3e *édition*. 1893. 1 vol. in-16 de 265 p.   **3 fr. 50**

L'amour et le mariage. — La première nuit de noces. — Le voyage de noces. — La chambre à coucher.— Ovulation, fécondation, procréation.— Artifices de la nature et rôle de l'amour. — Procréation des sexes à volonté. — Avant la naissance. — Plaisirs permis et plaisirs défendus. — Hygiène de la jeune mère. — Le premier né. — La famille devant le mariage. — Le mariage, ce qu'il est, ce qu'il devrait être. — Mœurs contemporaines. — Fécondité et mortalité. — Remèdes au mal.

## Hygiène de la Jeune Fille, par le Dr CORIVEAUD. 1 vol. in-16 de 241 pages. . . . . . . . . .   **3 fr. 50**

L'auteur a pris la jeune fille à l'âge où elle n'est plus une enfant, où elle devient une grande fille, et l'a conduite jusqu'au mariage.

Il a indiqué les dangers que cette chère santé courait et les moyens de les éviter; il a rapidement esquissé les principales fonctions de l'organisme, montré les inconvénients que présente le séjour des villes pour les jeunes filles, tant au point de vue physique qu'au point de vue moral, et laissé pressentir que nos mœurs étaient souvent en contradiction avec les préceptes de l'hygiène.

Passant alors de la théorie à la pratique, il a indiqué ce qu'il fallait faire et ce qu'il fallait éviter sur ces graves sujets qui s'appellent le régime alimentaire, le vêtement, la gymnastique, le séjour à la campagne, les bains de mer et — ce qui tient une si grande place dans l'existence de bien des jeunes filles — les bals, les soirées, le théâtre.

Enfin il a terminé par quelques considérations sur le mariage précoce, car à partir de ce moment la *jeune fille* va devenir *femme et mère*.

## Hygiène des Familles, par le Dr CORIVEAUD. 1890. 1 vol. in-16 de 322 pages. . . . . . . . . . .   **3 fr. 50**

Hygiène individuelle. — Hygiène alimentaire. — L'obésité et son régime. — Le diabète et son régime. — Hygiène de la bouche et de la vue. — Remèdes et médicaments. — Les bains. — Le sommeil. — La suggestion mentale. — Les fous. — Hygiène sociale.

## La Santé de nos Enfants, par le Dr CORIVEAUD. 1890, 1 vol. in-16 de 288 pages. . . . . . . . . .   **3 fr. 50**

Hygiène de la première enfance. — Le régime alimentaire chez les nourrissons. — Le pesage. — Le sevrage. — Le bain. — Le vêtement. — Les maladies infantiles et les préjugés populaires. — L'hérédité morbide et la renaissance physique.

## Histoire philosophique et médicale de la Femme, considérée dans toutes les époques de la vie, avec ses diverses fonctions, les changements qui surviennent dans son physique et son moral, l'hygiène applicable à son sexe, et toutes les maladies qui peuvent l'atteindre aux différents âges, par le Dr MENVILLE, 3 vol. in-8. . . . . . . . . .   **10 fr.**

Ce livre peut être considéré comme le code de la santé et du bonheur des femmes. Toutes les influences de l'éducation, des modes, des habitudes, des mœurs, des passions et des divers moyens de traitement de leurs maladies y sont relatées avec soin, examinées avec discernement et jugées avec une délicatesse de sentiment, de goût et une profonde sûreté de principes, basés sur l'expérience et l'observation.

LIBRAIRIE J.-B. BAILLIÈRE ET FILS, RUE HAUTEFEUILLE, 19, A PARIS

Poitiers. — Imp. BLAIS et Roy, 7, rue Victor-Hugo.

www.ingramcontent.com/pod-product-compliance
Ingram Content Group UK Ltd.
Pitfield, Milton Keynes, MK11 3LW, UK
UKHW022106070726
13613UKWH00002B/958